Revolution

心房細動に出会ったら

When Physicians Meet Patients with Atrial Fibrillation

山下武志
Takeshi Yamashita, M.D., Ph.D

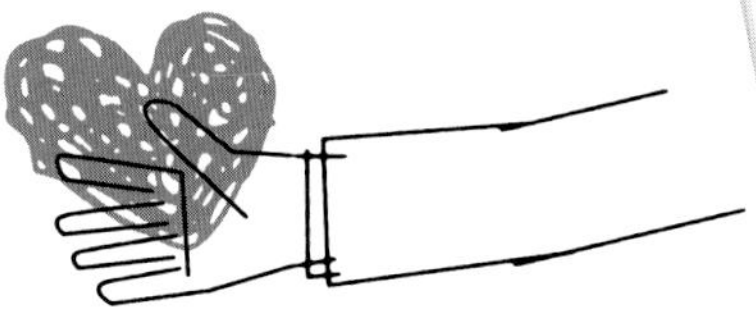

メディカルサイエンス社

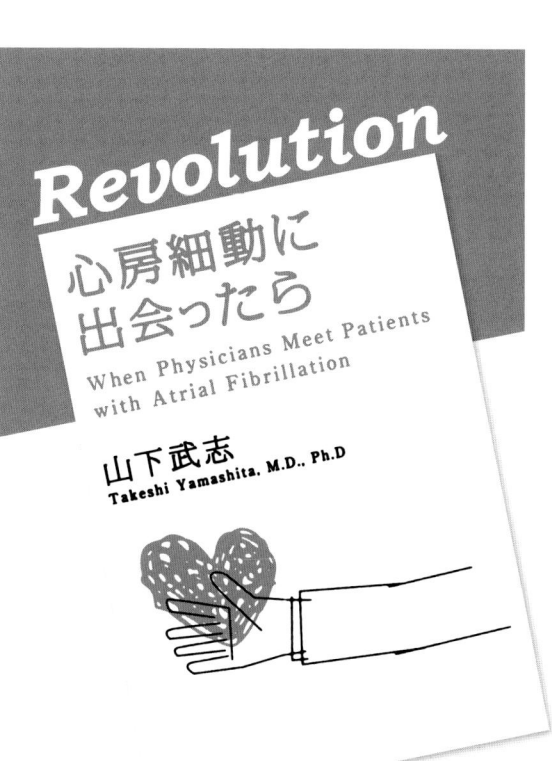

序

いま、心房細動に「もう一度」出会ったら…

本書の初版『心房細動に出会ったら』は2007年執筆、2008年に刊行されました。幸いなことに予想以上の好評を得ることができ、多くの読者からの反響があったことを私自身大変光栄に思っています。今にして思えば、まだ心房細動診療が過渡期であったのかもしれません。当時、知りうるエビデンスを並べ、そのコアは何かということをあらためて考え直しました。その結果、エビデンスが「心房細動を見ないようにしよう」という逆説的なコンセプト（パラダイムシフト）を一貫して伝え、だからこそ誰もが心房細動を診ることができる、あるいは診なければならない時代になっている、これが当時私の強く感じたことです。

それからたった数年しか経っていませんが、このパラダイムは自然に受け入れられるようになったばかりでなく、それに続くエビデンスが続々と発表されています。初版に記した内容の一部は修正を余儀なくされるほど、この心房細動診療はものすごいスピードで変化を遂げています。

ここでまた新しいエビデンスは私たちに何かを教えようとしているのではないか？ これがこの第二版の出発点でした。私たちは大量な情報が氾濫する現代に生きています。多くの事象は複雑化・専門化していきます。これは心房細動診療にも当てはまるでしょう。しかし、一方で心房細動という存在は、それとは正反対に誰もが目にする“common disease”であることは変わりがないのです。複雑な概念・多量の情報と、ありふれた疾患という存在は共存するのだろうか…こう考えながら新しいエビデンスを見直してみると、そこには新しいメッセージ（“Keep It Simple”）が一貫して示されているように感じました。

とはいうものの、ここ数年間に蓄積された情報量は膨大で、この第二版では初版の152ページを大幅に超える295ページの本となっています。しかし、多くの情報を整理し、理解した上で、私たちに何が残るかを本書では重要視したいと思っています。たくさんの滋養を受けた筋肉を鍛えなおして、より強靭で締まったスリムな体型を作り直すという感覚です。

“Revolution”

今、私たちの心房細動に対する考えをもう一度ブラッシュ・アップしなければならない時代ではないでしょうか。本書が、多くのGeneralistの先生方にとって心房細動をシンプルに考える一助となってくれれば、私の望外の喜びです。

2011年3月

山下武志

Review.　　2008年3月初版「序文」より

幸いなことに、私は心房細動診療についての講演を全国各地でさせていただく機会に恵まれました。そしてそのとき、多くのGeneralistの先生方が心房細動診療に苦心されていることを知ると同時に、日常臨床でさまざまな疑問を抱かれ、その中に私自身も答えることのできないものが多くあることを教えてもらいました。そのような全国のGeneralistの先生方との触れ合いの中で、「今日の講演の内容がまとまっている本はないのか?」というご質問をいただくことがあり、生まれたのが本書です。

私は大学卒業後4年目から不整脈を専門とし、臨床・基礎の両面から不整脈診療をどのように向上させられるかをテーマとして診療、研究を行ってきました。当時心房細動は地味な扱いでしたので、私自身が心房細動を研究しはじめたのもそのずっと後の1995年前後でした。そしてこの10余年の間、自分自身の診療経験としての心房細動、心臓電気生理学・分子生物学から見た心房細動、臨床例の蓄積から見た心房細動、そして日本での大規模臨床試験J-RHYTHM試験の運営から見た心房細動など、さまざまな観点から私なりに心房細動を考えてきました。そして、その結果どこにたどり着いたか? それはものすごく単純なところでした。心房細動患者のそれまでの生活、そして現在の生活自身にすべてがあるという考え方です。今になって振り返れば、それはあたかもらせん階段を歩くかのような作業であったと感じています。

心房細動患者の生活に最も近い所におられるのは、Generalistの先生方です。そして本書では、この考え方を三つのステップの診療として、どの医師でも多くの患者に適応できることを示そうと思いました。心房細動は心臓電気生理学の病気であるというような前提概念はこの本にはありません。先生方の前にいる心房細動患者を想定しながら、気軽に読んでいただくこと、これが著者の願いです。

目次

第3章 Second Step…脳梗塞を予防しよう

第1章

はじめに
…心房細動管理は
3ステップで考えよう

Revolution
When Physicians Meet Patients
with Atrial Fibrillation

心房細動のイメージ

- 皆さんは心房細動に対してどんなイメージを持っておられるでしょうか? 「分かったようで分からない」、「頭では理解しているけど、実際には…」といった感覚を抱かせる不整脈に思われないでしょうか? 学生時代からよく耳にしてきた地味な不整脈、にもかかわらず治療する時には迷いが生じてしまう、それが現在の心房細動を取り巻く実態ではないかと思います。

- どうして今でも、あるいは今になって、この不整脈がこのように感じられてしまうのでしょう? これにはきっと幾つもの原因があると思いますが、私は特に次の二つの理由を挙げたいと思います。

- まず、この疾病に関わる臨床情報が集積したことです。1990年代後半以降、いわゆるエビデンスが続々と報告されてきました。これによって、循環器疾患の中で地味な存在に過ぎなかったこの不整脈が、神経内科の重要な疾病である重症脳梗塞と密接な関連を持つことになりました。そしてこの動きは勢いを増し、最近でも毎年エビデンスが蓄積され、その結果かえってとらえにくくなってしまったとも言えるかもしれません。

- もう一つの理由は、医師の想像以上に、心房細動患者自身がどんどん変化していることです。私が30歳代の頃、外来で遭遇する心房細動は、60歳以下で症状の強い発作性心房細動が大半を占めていました。逆に、病棟で出会う心房細動としては、外来とは対照的に弁膜症を中心とする器質的心疾患を有する慢性心房細動が多かったように記憶しています。しかし、今や私の外来を訪れる心房細動患者の多くは高齢者であり、症状や併存疾患は千差万別で、さらに病気に対する不安感までもが人それぞれです。病棟でも同様のことが経験されます。弁膜症は激減しましたが、かえって心房細動の背景にある基礎心疾患が多様になりました。そうなのです、社会の高齢化とともに心房細動患者の多様化がものすごいスピードで進行しているのです。だから、「心房細動の患者さんは具体的にどのようなイメージですか?」と聞かれても簡単に答えられない時代になっているのだと思います。

Key Message

現在の心房細動診療の中心にあるもの、
それはエビデンスと患者の多様化。

- この二つの要素、エビデンスと患者の多様化は、われわれ医療者が避けて通れない問題です。エビデンスを鵜呑みにして、心房細動患者に画一的な診療を行うことは求められていないでしょう。逆に、エビデンスを無視して、患者ごとに自分の良かれと思う経験的治療を選択することも正しいとは考えられません。心房細動患者は多様であるがゆえに、それに対する画一的な治療が初めから存在するわけがなく、エビデンスを踏まえた上で患者をとりまく背景や患者の嗜好に合わせて、その都度患者に適合した治療を構築する、これしかないと感じています。だからこそ私は、心房細動は、患者の背景を深く知った、患者に近いGeneralistがその技量を発揮しやすい疾患だと思います。

Column | 心房細動の12誘導心電図とその特徴

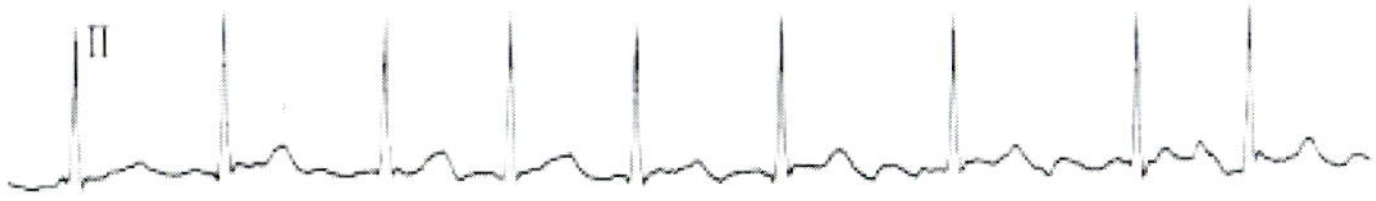

特徴
1）QRS 波の出現が全くでたらめ（絶対性不整脈）
2）基線がさざ波のように揺れていて（f 波）、直線部分もなければP波もない

この二つの特徴のうち、一つめの「絶対性不整脈」があれば心房細動と診断して構いません。f波は患者によって大きく異なり、波が小さければ直線のように見えることもあるので、2）の特徴は参考所見として考えておいてください。

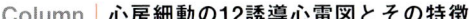

心房細動診療とGeneralist

- 心房細動は高齢者の不整脈とよく言われます。そして、われわれが住む日本は驚くほど速いスピードで高齢化が進んでいることも周知の事実です。だから、当たり前のことなのですが、日本では今後恐ろしいスピードで心房細動患者が増加していくと予想されています。

- では、現在、日本に心房細動患者は何人くらいいるのでしょう。これを明らかにするためには、数える対象を定義しておかなくてはなりません。
そこで、まず心房細動のタイプについて触れておきましょう。古くから、心房細動が発作的に生じる「発作性心房細動」と慢性的に心房細動を呈する「慢性心房細動」に分けられています。

心房細動の分類と自然経過

持続性心房細動と永続性心房細動の両者をまとめて慢性心房細動と呼んでいます。

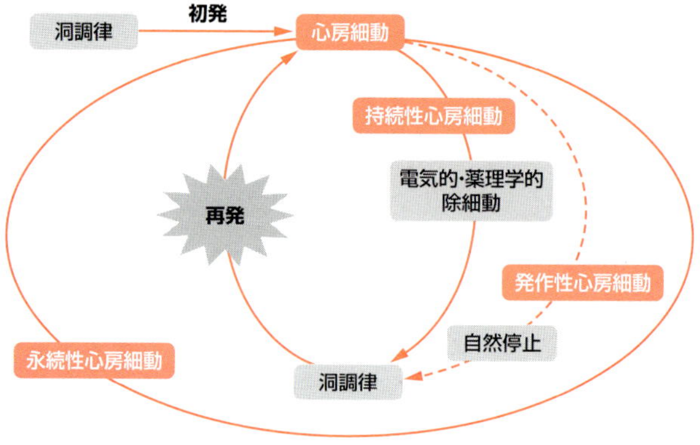

- このうち、心電図を記録すればすぐに診断できる、つまり簡単に数えることのできる対象は慢性心房細動ということになります。発作性心房細動は発作を起こしている時以外は一見正常ですから、健康診断などで簡単に診断することは

できません。従って、現時点で罹患人口が推定できているのは慢性心房細動ということになります。その数字だけでも提示してみましょう。ある報告によれば、2000年に慢性心房細動患者は日本に約72万人存在しており、2020年にはなんと100万人を超えるとされています[1)]。これは日本の全人口の約1%にもせまる数字です。

慢性心房細動だけでこの数字なのですから、発作性心房細動までも含めるとかなりたくさんの心房細動患者が現在すでに日本に存在し、さらに今後増えていくことが実感できるでしょう。

Key Message

現在、慢性心房細動患者数は70万人以上、やがて100万人を突破する。発作性心房細動を含めれば、現在でも100万人を突破しているだろう。

- 心房細動は、循環器疾患の一つに位置付けられます。では、この循環器疾患を専門とする循環器専門医は日本に何人いるのでしょう。心房細動患者数に見合うだけの十分な数の専門医がいれば、紹介してしまった方が早いという考え方も成り立つからです。ところが、2010年の時点で日本循環器学会認定専門医は約1万2千人です。心房細動患者数を専門医数で割り算するまでもなく、この不整脈はもう循環器内科の病気とは言えなくなっています。「心房細動」は、「高血圧」、「糖尿病」、「脂質異常症」のようなcommon diseaseの一つとして考えるべき時代と言えます。

Key Message

心房細動罹患人口の増大は、
心房細動を一般的な内科疾患に変えた！

● さらに、別の視点から見てみましょう。当然のことですが、心房細動患者のもとをたどれば、正常な洞調律だったはずです。ではその頃、患者さんは医院、診療所、病院とは全く無関係な健康人だったのでしょうか? ここで、日本国内で行われた大規模臨床試験（J-RHYTHM study）に登録された患者の背景因子を見てみましょう。現在の、日本の心房細動患者の一側面を表していると思います。

J-RHYTHM studyに登録された患者の背景因子

	発作性心房細動	持続性心房細動
症例数	823	163
平均年齢	64.7±11.3	64.0±10.4
男性	69.3%	74.9%
冠動脈疾患	7.4%	6.1%
心臓弁膜症	5.6%	9.8%
心筋症	1.6%	3.1%
心不全の既往	3.6%	10.4%
TIAの既往/血栓塞栓症	6.3%	8.6%
高血圧	42.8%	44.2%
糖尿病	11.7%	12.3%
左室駆出率（%）	66.4±9.9%	63.6±12.2%
左房径（mm）	38.4±7.0mm	42.7±7.7mm

TIA: 一過性脳虚血発作

第71回日本循環器学会, 2007年3月, 神戸

● 40%以上という高血圧の頻度に驚きませんか? また10%以上もの患者が糖尿病と診断されています。そうなのです、common diseaseが一人の患者の中に共存しているのですね。そして、患者側の時間軸から見てみるともっと事態が明確になります。患者はまず高血圧、糖尿病を発症していて、すでにこれに関する教育・治療を受けています。この高血圧や糖尿病の長い罹病期間の末に、心房細動を発症するというのが現在の主流の考え方です。つまり、心房細動患者は突然出現してくるわけではないのです。心房細動患者の多くは、すでにGeneralistの先生と十分な人間関係を築いています。そして心房細動を発症した時、重篤な病態でない限りは、患者はこれまで診てもらった先生にそのまま心房細動も診てもらいたいと願っています。そこには、医師と患者の信

頼関係がすでに存在しているからです。

Key Message

心房細動患者は、突然目の前に現れるわけではない。
すでにいたのだ。

- このようにcommon diseaseである心房細動とGeneralistの間には、切っても切れない関係があることがお分かりいただけたでしょうか？ そして私はこの本で、循環器専門医でなくても自信を持って心房細動患者に対応できるのだということをお示ししたいと思います。それが患者さんにとっても、長くその患者さんを診てこられた先生にとっても、あるべき望ましい姿であると思っているからです。

Column｜心房細動の分類

現在、学術的には、慢性心房細動という呼称がなくなってしまいました。日本循環器学会の『心房細動治療（薬物）ガイドライン（2008）』[2)]では

- **初発心房細動**：初めて心電図上心房細動が確認されたもの
- **発作性心房細動**：発症後7日以内に洞調律に復したもの
- **持続性心房細動**：発症後7日を超えて心房細動が持続しているが、除細動可能なもの
- **永続性心房細動**：電気的あるいは薬理学的に除細動不能のもの

の四つに分けられています。従来の「慢性心房細動」は、初発心房細動の一部、持続性心房細動、永続性心房細動をすべて含んだものとなります。

そして、2010年ESC（欧州心臓病学会）が発表した『心房細動管理ガイドライン』[3)]では、さらに分類が細かくなりました。持続性心房細動の中で1年以上持続するものを特別に「**長期持続性心房細動**」として区別しています。現時点では、心房細動は五つに分類されるわけです。

これは「心房細動の洞調律化」を考えた時に、それが易しいと考えられる順序で分類したもので、学術的には妥当性があるでしょう。しかし、実用性となると心細くなりますね。そもそも心房細動の持続時間がはっきりしていることは少ないからです。心房細動の洞調律化だけが私たちや患者の治療目的とは限らず、また分類というものは細かくなればなるほど使いにくくなります。学術的ではなくても、やはり「慢性心房細動」という言葉は生き残っていいと感じています。

心房細動患者は
これからますます増加する!?

● 心房細動患者数は今やcommon diseaseと呼んで差しつかえない数字になっていることを述べましたが、今後はどうなるのでしょう。心房細動は加齢に伴って発症し、日本の社会がますます高齢化するのだから当然増加するのだろうと想像できます。確かにそのとおりなのですが、状況は私達が予想している以上かもしれません。というのも下の図を見て下さい。これは私の所属する心臓血管研究所付属病院の初診者のデータです。器質的心疾患、高血圧、糖尿病という心房細動の基礎疾患を除いた患者を対象として、心房細動の罹患率を調査したものです[4]。

体格と心房細動罹患率

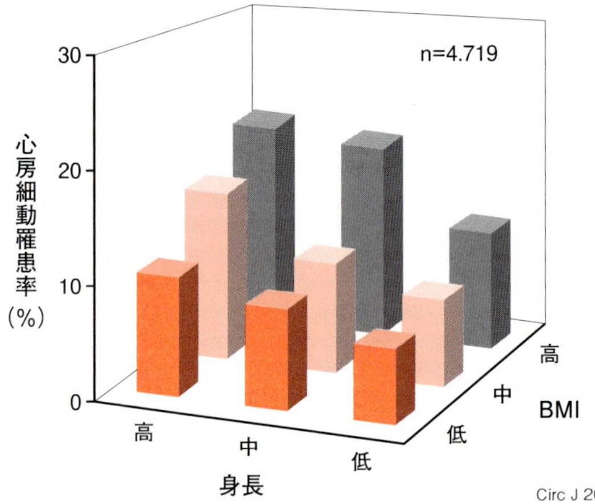

Circ J 2010; 74: 66[4]

● 見てお分かりのとおり、心房細動の発生は体格と密接な関係があるのです。同じBMI（Body Mass Index）であれば身長が高いほど、また同じ身長であればBMIが大きいほど心房細動罹患率が高くなっています。このような体格と心房細動罹患率の密接な関係は欧米においても知られています。

Key Message

体格が大きいほど心房細動罹患率は高くなる。

- 体格が大きいとおそらくその分心房も大きいだろうから、心房細動になりやすいのかな、と理解されます。そのように考えれば、心房細動罹患率がなぜ欧米人で日本人より高いのか、あるいは男性が女性より高いのか、感覚的に納得できます。体格が影響しているのかもしれません。
そして…将来の日本の高齢者の体格は、現在の高齢者よりずっと立派になっていきます。同じ年齢でも体格によって心房細動罹患率が異なりますから、将来の心房細動患者数は単純な高齢化から予測される以上に増加する可能性が高いのです。

- もう一つ次の図を見て下さい。これは65歳以上の高齢者を対象として、運動習慣と心房細動発生の関係を見たものです[5]。1週間あたりの歩行距離と歩行スピードから対象者を4群に分け、最も運動習慣のない群をQ1、最も運動している群をQ4としています。

高齢者の運動習慣と心房細動の相対リスク

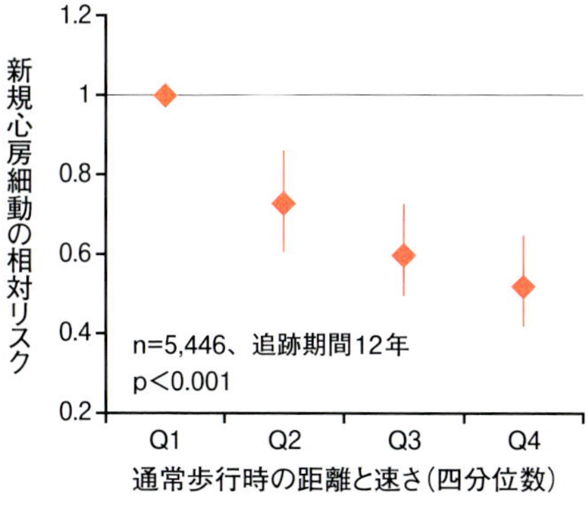

Circulation 2008; 118: 800[5]

● 運動習慣も心房細動発生に大きな影響を与えていることが分かります。運動習慣がない高齢者の心房細動発生率は、最も運動習慣がある例の倍以上になっていることに注意してください。これは肥満を介しているのではないかと考えたくなりますが、BMIを考慮したとしても運動習慣が独立して心房細動発生と関連していたということです。

Key Message

運動習慣がないと心房細動になりやすい。

● なんだか、ますます心房細動が高血圧、糖尿病、脂質異常症などのcommon diseaseと似てきたなと感じませんか? さらにメタボリックシンドロームがあると心房細動が発生しやすいという観察結果も日本から報告されているのです[6)]。これからの高齢者の生活習慣次第で、さらに心房細動患者数が増加してしまう可能性も指摘しなければなりません。

心房細動は、
なぜなんとなく怖いのだろう

- なんとなく根拠もはっきりしないけれども、心房細動を「怖い病気」と考えていませんか? これは、著名人が脳梗塞に罹患したというニュースが大きく報じられたことと無関係ではないと思います。おそらく、医師よりむしろ患者さんの中に、心房細動を必要以上に怖い病気と考えている方が多く見受けられますから、医師と患者の両者が感化し合って「怖い」というイメージが形成されている可能性もあります。

- 確かに、心房細動は脳梗塞の原因となる不整脈です。しかし、当然のことですが、脳梗塞に関わる病気はこの他にもたくさんあります。高血圧、糖尿病、脂質異常症などはすべて脳梗塞の原因疾患であると同時に、さらに突然死の一因である心筋梗塞の原因疾患にもなっています。そのような意味で、高血圧、糖尿病、脂質異常症すべてが「怖い病気」と言えるわけですが、このような病気はGeneralistの先生がしっかりと診療なさっています。だから、心房細動に対して、単純に脳梗塞に結びつくから「怖い」というイメージは払拭しなければなりません。心房細動という不整脈は、高血圧や糖尿病と同じような位置を占める、あるいはその仲間の一つとして考えるようにしたほうがよいと思います。

Key Message

「心房細動は怖い病気」、このイメージは幽霊だ。

- 私は、心房細動に対する「怖い」というイメージは、幽霊のようなものだと思っています。なぜなら、そこには実体がないからです。むしろ、きちんと管理すれば、怖くない病気と言った方が正しいと思います。心房細動にまつわるツールにも、

幽霊と呼んだ方がよいものがあります。治療に用いるワルファリンや抗不整脈薬です。いかにも専門家の使う薬物のように見えるのですが、このようなイメージも幽霊です。専門家はこれらの薬物を特別の方法で処方しているのでしょうか? 答えは〝NO〟です。これは当たり前のことです。高血圧の専門家は、降圧薬の処方が特別なのでしょうか? 脂質異常症はどうでしょう? 循環器領域では専門家しかできない処方など、今の世の中ではあり得ません。不整脈の専門家は、ワルファリンや抗不整脈薬をごく普通に、ありふれた方法で処方しています。そこにはなんの秘伝もなく、ただ処方の経験数が多いだけです。

● まず、心房細動にまつわる「幽霊」のイメージを払拭しましょう。そして、心房細動患者を見ても、幽霊のイメージに引きずられないようにしましょう。そこには、ただ「common diseaseを持った患者」という実体しかないのですから。

心房細動診療の3ステップ

- この本の目次に示されているように、本書では通常の不整脈の教科書とは全く違う順序で心房細動患者の診療を説明しています。その順序は三つのステップから構成されていますが、これこそが私自身が心房細動患者と出会った時に治療を考える順序です。このステップは、患者にとって（同時に医師にとって）より重要なものから押さえていく、つまり幹から枝へと治療を確定していく順序になっています。そして、この順序立てたステップは、あらゆる心房細動患者、その多様性に応用できることが特徴です。さらに、それぞれのステップは幾つかの重要なエビデンスで裏打ちされています。つまり、エビデンスを押さえながら、患者の多様性に対処するための簡便な方法と考えてもらえればよいと思います。

Key Message

患者のために逆転の発想を！

- では、どうしてこのような順序で患者を診ていけばよいのか、この順序の意味をここで簡単にお伝えしておきましょう。先生が、今、心房細動患者に出会ったら、あるいは診ていた患者が心房細動になったら、と想像してみてください。

- First Stepは、まず「患者の全体像を把握しよう」です。これは、極端に言えば、「まずは、心房細動を見ないようにしよう、頭から心房細動を取り除いておこう」ということです。心房細動患者を前にして、心房細動を見ないという行為は矛盾している、あるいは間違っていると思われるかもしれません。しかし、最近の研究では、患者の生命予後に対して、心房細動そのものよりもその裏にある背景因子（心不全、糖尿病、脳梗塞の既往など）が最も強い影響を及ぼしていることが分かってきています。最も強い影響を及ぼすものをまず制御しておく、これは医療の基本、特に内科の基本的考え方です。

心房細動患者の心房細動をあえて見ない、この姿勢こそが難しいかもしれませんが、そのことから見えてくることがたくさんあります。多くの場合、心房細動患者の心房細動ばかりを見ているという医療が行われがちで、結果的に足元をすくわれることになりますから、まず最初に逆転の発想をしておきましょう。

Key Message

心房細動患者の生命予後は、
心房細動よりその背景因子に依存している。

- Second Stepは、「脳梗塞を予防しよう」です。

なかなか心房細動の治療に向かわないので不思議に思われるかもしれません。しかし、患者にとって（医師にとって）より重要なこと、これはたとえ心房細動であっても最悪脳梗塞にならないことでしょう。そして、最近の研究では、心房細動を洞調律に正常化する行為が必ずしも脳梗塞の予防につながらないことが明確に示されています。これまで不整脈の専門家は（私も含めて）脳梗塞予防になるだろうと積極的に心房細動を正常洞調律にする行為を行い、推奨してきましたが、今やこれは片手落ちの治療であったと反省しなければなりません。脳梗塞の予防と（狭義の）不整脈治療は全く別物です。別物なら、別々にきちんと対処しなければなりません。これもある意味では、患者の心房細動より、むしろ患者の脳を見ておくという逆転の発想です。心房細動そのものより、患者の全体、そして脳がもっと重要だからです。

Key Message

患者の全身を護った後は、脳を護ろう。

- Last Stepは、「症状を取り除こう」です。
初めてここで、心房細動そのものの治療に移ってきました。しかし、この治療目的に注意してください。当たり前なのですが、症状を取るために心房細動を治療するのです。決して、生命予後を良くするためにとか、脳梗塞を予防するためになどという大それた目的はここにはありません。だからこそ、最後に考えればよいLast Stepなのです。現在、心房細動そのものの治療意義は、患者のQuality of Life（QOL）向上、つまり患者の満足度向上にあると考えられています。

Key Message

患者の満足度向上、これが洞調律維持の意味。

- ここでもう少し簡単に各グループの意味をまとめてみます。感覚的に重要な順序が分かるはずです。

First Step：「**命**」を護る。
Second Step：「**脳**」を護る。
Last Step：「**生活**」を護る。

そして最後にもう一言付け加えなければならないと思います。それは、First Stepの治療をきちんと行えば、それがSecond Step、そしてLast Stepの治療に良い影響をもたらすということです。

Key Message

First Stepの治療をいかにきめ細かに行うか、
これがSecond、Last Stepの治療効果までをも左右する。
やはり、重要なのはFirst Stepだ。

- 本書の初版以降、心房細動に関するエビデンスは激増しています。そして、エビデンスが集積すればするほど、この「考える順序」の重要性がクローズアップされているようにも感じます。2010年のESC（欧州心臓病学会）の心房細動ガイドライン[3]には、心房細動の自然経過と治療の関係が図示されています。そして、ここでも3ステップの考え方が反映されているように思います。

『ESC心房細動管理ガイドライン（2010）』に示された治療方針

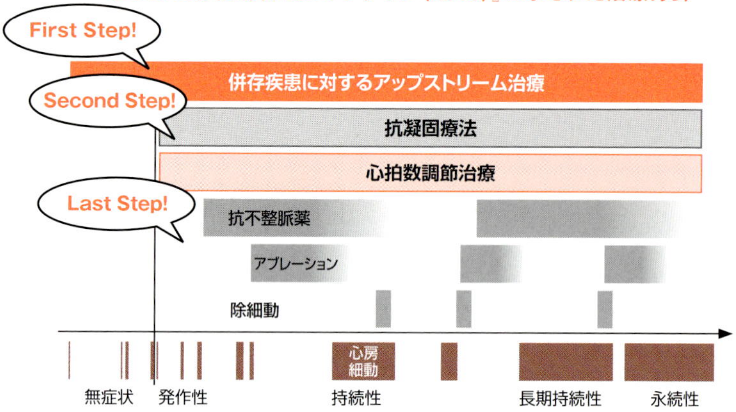

ESC "Guideline for the management of AF" 2010[3]より改変

第2章

First Step
…患者の全体像を把握しよう

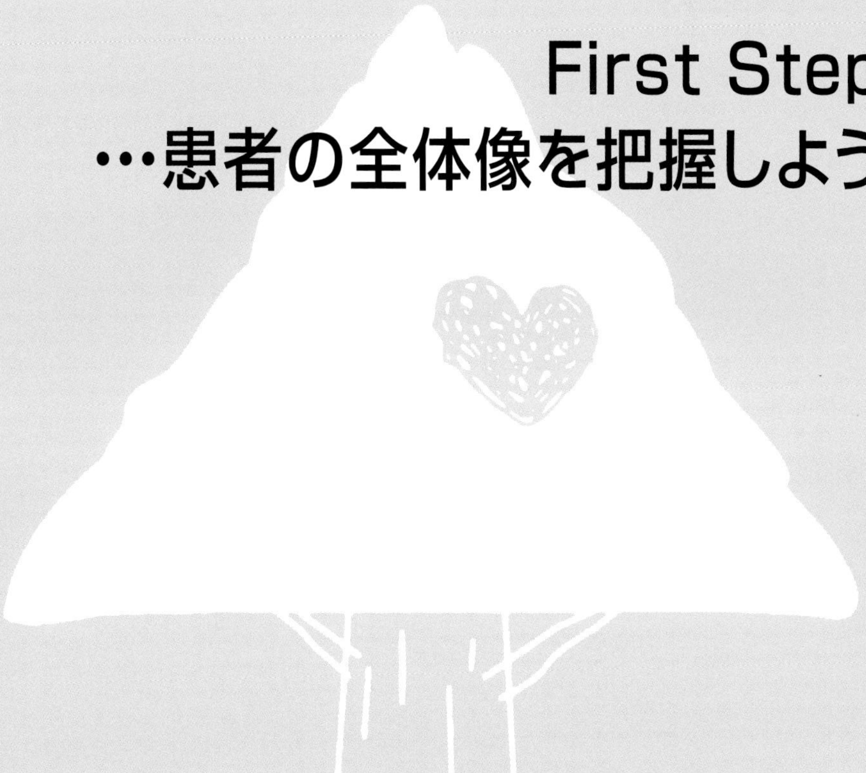

Revolution
When Physicians Meet Patients
with Atrial Fibrillation

まず、「心房細動」を見ないようにしてみよう

- 先生方は心房細動の患者を見ると、「心房細動は生命予後を悪化させる。特に脳梗塞は重症となってしまうので怖い。だから早く心房細動をなんとかしないといけない」というような気持ちになっていませんか? 心房細動の治療をまずどのようにすればよいのかと、頭の中が心房細動のことばかりで埋め尽くされていませんか? このように考えるのも無理のないことです。しかし、私はこのような状況が生まれてしまうことをもう一度考え直さなければならないと思っています。

- この問題を、もう少し深く考えてみることにします。この図は、有名なFramingham studyが報告した心房細動患者の死亡率です[7]。正常洞調律、心房細

一般地域住民の性・年齢別、心房細動の有無別死亡率
(Framingham study)

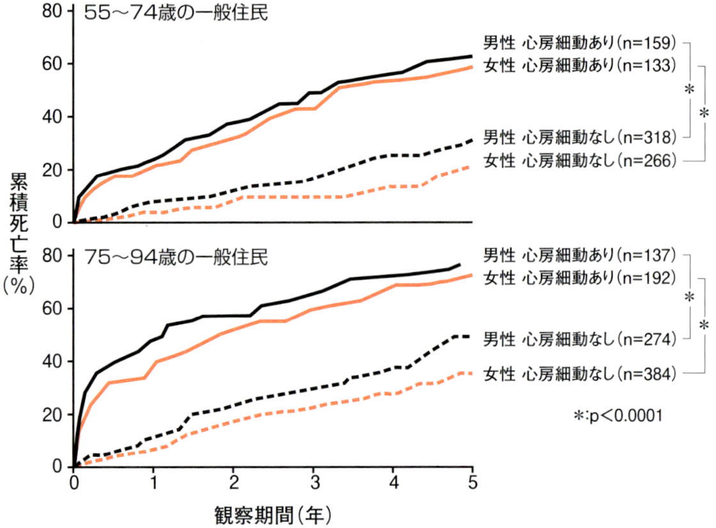

Circulation 1998; 98: 946[7]

動の住民の死亡率がそれぞれ男女別に示されています（論文では年齢別の死亡率も示されていますが、各年代でこの図と同じような傾向が示されています）。

- 確かにこの図を見ると、心房細動患者の死亡率は正常洞調律の人よりも悪いことは明らかです。実際にこれらのデータを多変量解析という統計手法を使って心房細動の持つ意義を測ると、心房細動は生命に対して独立した危険因子であることも証明されています。「心房細動は予後の悪い病気である」と考えてしまう根拠はここにあります。しかし、もっとよく見てみると次の重要な事実に気付くはずです。
  1）心房細動発症直後数ヵ月間の死亡率は高いけれども
  2）この数ヵ月間を過ぎてしまうと、死亡率の傾きは洞調律と心房細動で思ったほど大きな違いはなくなる

- これは本当でしょうか？ 一つのデータだけからすべて信じることは難しいかもしれません。非常に重要なことなので、もう一つの研究結果を示してみます。
  これはミネソタ州Olmsted County住民調査の結果で、心房細動が初めて見つかってからの生存率を示しています[8]。実線が心房細動患者、点線が洞調

心房細動の生存率に対する影響
時間依存性

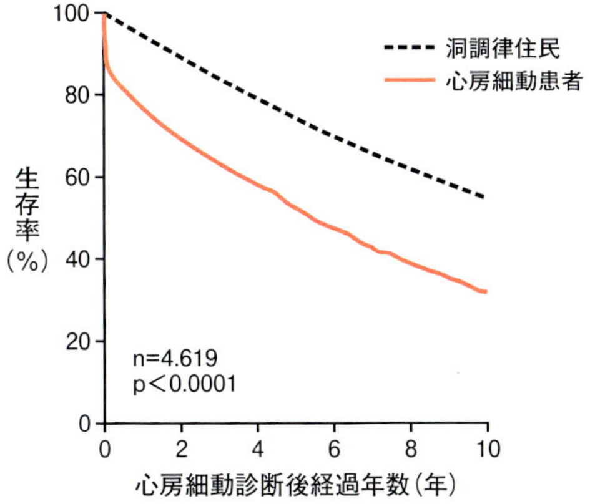

J Am Coll Cardiol 2007; 49: 986[8]

律住民です。このデータは比較的最近のもの（2000年）まで含んでいるのですが、まさにFramingham studyと同じで、心房細動発症後の時間経過で死亡率が異なっています。発症初期には死亡率が高く、その後の死亡率はなだらかなものになっているでしょう。

- このこと（「心房細動予後の時間依存性」と勝手に呼んでいます）を知っておくことは重要です。なぜなら、この知識は、
1）特に心房細動発症直後1年間の患者に注意する
2）その他の大勢を占める慢性期の心房細動患者は粛々と管理する
というメリハリのある医療を行う根拠となるからです。

Key Message

心房細動発症後数ヵ月間〜1年間に特に注意する。

- では、心房細動患者はすべて発症直後に何か悪い事態を起こしやすいのでしょうか？ これに対する私の答えは〝NO〟です。心房細動発症直後の患者には、心血管イベントを生じやすい患者が混じってしまうという事実を表しているに過ぎないと私は考えています。Framingham studyの結果から考えれば、約10〜30%の生命予後の悪い患者が混じっているけれども、その他の患者の生命予後はそれほど悪くないということです。何しろ、心房細動患者は多様な患者の集まりなのですから。

- では、本当にそうなのでしょうか？ そうであるなら、心房細動患者に出会って、この予後の悪い患者を見分けることができるのでしょうか？
これに関して、心臓血管研究所付属病院のデータが参考になります。心臓血管研究所では、2004年度から病院の初診者すべてを包括して予後を調査するShinken Databaseプロジェクトを行っていますが、ここに2004年度に受診した心房細動患者の生命予後データがあります。

心不全の有無別にみた心房細動患者の生命予後
(Shinken Database 2004)

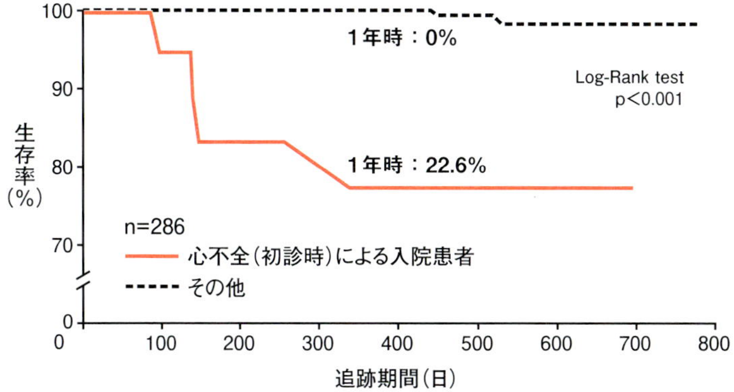

- これは心房細動患者初診後の生存率を示したもので、実線は初診時心不全を呈していたために入院を要した患者、点線はそれ以外の患者の生命予後です。両者の生存率を足して2で割るとちょうどFramingham studyのデータに酷似しています。同じ心房細動患者といってもその予後が大きく異なる二つの集団が存在していることが分かるでしょう。さらに、この違いは同じ不整脈患者の予後なのかと疑ってしまうほど大きなものです。このことから、心房細動発症初期の死亡率の上昇は、すべての心房細動患者に当てはまるわけではないことが分かります。実際に、心不全を併発しなかった患者の予後は素晴らしく良好です。一方で、これは循環器専門病院のデータですので、心房細動を発症してすぐに脳梗塞を生じてしまった患者は含まれていないことに留意してください。いずれにせよ、心不全・脳梗塞を併発していない心房細動患者の予後がとりあえず良いことに変わりはありません。

Key Message

心房細動患者は、生命予後の良い患者と生命予後の悪い患者が混在している。しかも、これは心房細動患者に最初に出会ったときにほぼ見分けることができる。

- このことが分かると、心房細動診療の第一歩はずいぶん楽になるはずです。
心房細動発症初期に予後の悪い患者をすぐに専門医に紹介する。そしてその他の患者の生命予後は比較的良好であり、自分自身でゆっくりと自信を持って診療を進めればよいことになります(そしてShinken Databaseでは、このような生命予後の良い患者は心房細動患者全体の約90%も占めています)。しかもこのふるい分けはすごく簡単です。
労作時の息切れがないか、浮腫がないか、胸部レントゲン写真で心拡大・うっ血がないか、そして神経症状がないか、一般的な内科的診療で心不全・脳梗塞の有無を判断することだけです。そして、心不全なら循環器内科、一過性脳虚血発作・脳梗塞なら神経内科に紹介することになりますが、当たり前のことですね。

- そしてこの何よりも重要なこの初めのステップに、心房細動の心電図は不要です。患者が心房細動であることをひとまず頭から解き放ち、虚心坦懐に患者と向かい合うくらいが適切だと思います。その時初めて、患者の全身状態をよく診ること、つまり曇っていない目で見ることができるようになるからです。

Key Message

**重要な心房細動初診患者のふるい分け。
心電図から解き放たれた、澄んだ目で判断しよう。**

- 心房細動は一つのサイン、表現型に過ぎません。そしてこのサインは、患者のもっと重要なところを見逃さないでください、ということを私たちに教えてくれているのです。

心房細動は心不全に悪さする?

- 心房細動患者で心不全を合併していれば、心不全のない患者に比べてその予後は悪いということはすでに述べました。Generalistとしては、ここで循環器内科に紹介することになります。逆に循環器内科ではこのような心不全を合併した心房細動を診ることになります。
少し話がややこしくなりますが、全く逆の視点で見た時、つまり、心不全患者に心房細動が合併すると洞調律と比べてその予後は悪いのでしょうか? これを少し詳しく見ておきましょう。どうしても「予後は悪い」と考えたくなります。実際に心不全患者を対象としたSOLVD study[9]では次のような図が紹介され、私達の頭の中に鮮烈なイメージを残しています。

心房細動を有する心不全患者の予後
（SOLVD study）

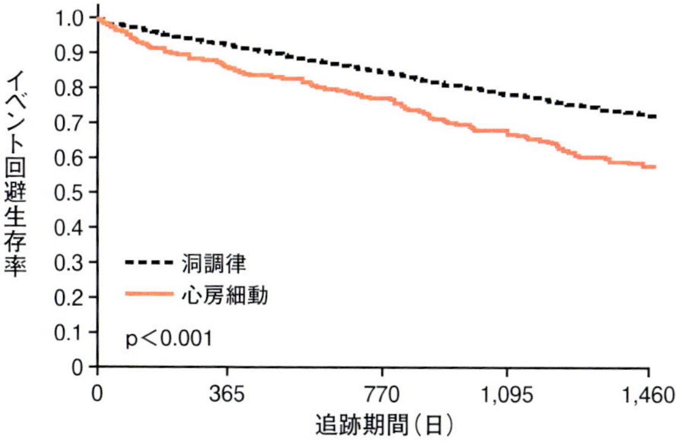

洞調律	6,098	5,611	4,576	2,777	1,088
心房細動	419	357	288	159	50

J Am Coll Cardiol 1998; 32: 695[9]

- この図を見ると、「やはり心房細動は心不全の予後を悪化させているのだなぁ」と納得することになるのですが…最近は変わってきているのです。
例えば日本の心不全患者の登録研究であるJCARE-CARDでは、心不全患者の予後は心房細動と洞調律で全く変わらなくなっています[10]。

Key Message

現代の医療では、心房細動が必ず心不全患者の予後を悪化させるとは言えない。

- 一見するとどちらが正しいのだろうかと迷い、結果が矛盾するように見えて理解が難しいと思うかもしれません。ここでこの謎を解く二つの視点を提供しておきましょう。Generalistの先生にも、このことを知るとずっと安心できる側面があると思うので読んでいただきたいと思います。

1）時代変遷：心不全に対する治療の変化

- 1990年以前における報告のほとんどが、SOLVD studyと同じように「心房細動が心不全の独立した予後規定因子である」と結論付けています。実は、この年度の持つ意味は重要で、心不全に対してACE阻害薬の有効性が証明され、同時に抗不整脈薬の副作用が注目を浴びた結果、心不全に対して抗不整脈薬投与がなされなくなった時期なのです。この時期を境にして心房細動合併心不全の予後が劇的に変化したことを示す研究が報告されています[11]。

心不全に対する治療の変化（1）

[A] 生存率

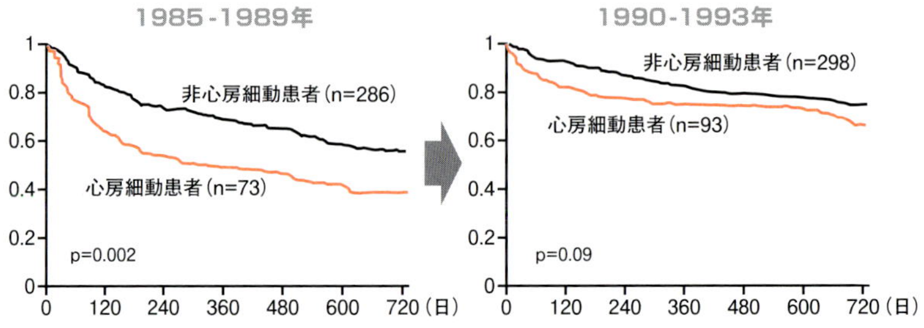

J Am Coll Cardiol 1996; 28: 1458[11]

心不全に対する治療の変化(2)

[B] 治療薬の使用割合

治療薬	1985-1989年	1990-1993年	p値
ACE 阻害薬	39%	76%	<0.0001
ジゴキシン	52%	83%	<0.0001
アミオダロン	30%	71%	<0.0001
I群抗不整脈薬	33%	10%	<0.0001
ワルファリン	32%	66%	<0.0001

J Am Coll Cardiol 1996; 28: 1458[11]より抜粋

SOLVD studyは1980年代の研究なのです。

- 心房細動合併患者への投薬の内容を[B]に示しましたが、治療が大きく変化し、ACE阻害薬の増加、ワルファリンの増加、I群抗不整脈薬使用の減少が観察されています。さらに現在では、β遮断薬の使用が心不全患者の予後向上に貢献しているはずです。つまり、基礎病態の治療が進歩することによって心不全の予後が改善し、心不全を悪化させる因子として心房細動の寄与度がますます小さくなっていると考えなければならないのでしょう。その象徴はメタ分析にも表れています(下図)[12]。

心房細動が生命予後に及ぼす影響

試験名	調整後オッズ比(95%CI)
SOLVD 1988	1.34(1.11-1.61)
DIG 2000	2.45(2.19-2.74)
PRIME II 2000	0.86(0.59-1.25)
COMET 2005	1.07(0.92-1.24)
CHARM 2006	1.37(1.05-1.78)
DIAMOND 2007	1.12(1.02-1.16)

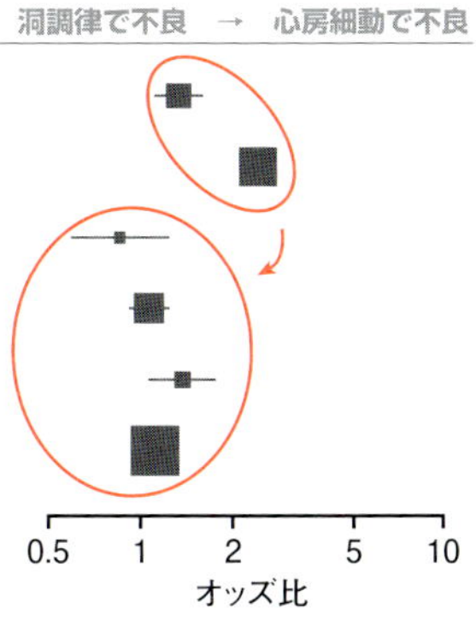

Eur J Heart Fail 2009; 11: 676[12]より抜粋

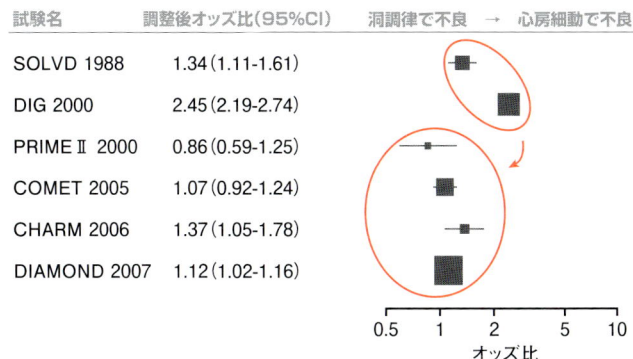

- この図はこれまでの大規模臨床試験で心房細動の存在が生命予後に及ぼす影響を検討したものですが、2000年を境に大きくオッズ比が1に近づいたことが分かりますね。
  医療が進歩すれば、エビデンスが変わり、エビデンスが変われば医療も変わるということです。

Key Message

時代が変われば、エビデンスが進歩する。
エビデンスが進歩すれば過去の常識は覆る。

2)「心房細動予後の時間依存性」

- そして、心不全患者においても「心房細動予後の時間依存性」が保たれているのです。Framingham studyでは、心房細動合併心不全患者の予後も調査していますが、患者によって心房細動の与える影響は一様ではないとしています。心房細動合併心不全には、発症の順序があり、患者の視点から見た場合、①最初に心房細動を発症し、その後の経過で心不全を合併した例、②最初に心不全を発症し、経過中に心房細動を発症した例、③両者を同時に発症した例、の3群が存在するわけです。Framingham studyでは、このような3群がそれぞれ約3分の1ずつを占めるとしており、このうち心房細動が心不全の予後に明確に悪影響を与えたと結論された群は、②の心不全後に心房細動を発症した群のみでした[13)]。

もう一つEuro Heart Surveyでも同様の対象を調査しているのですが[14)]、この報告は斬新です。

入院患者の死亡予測因子

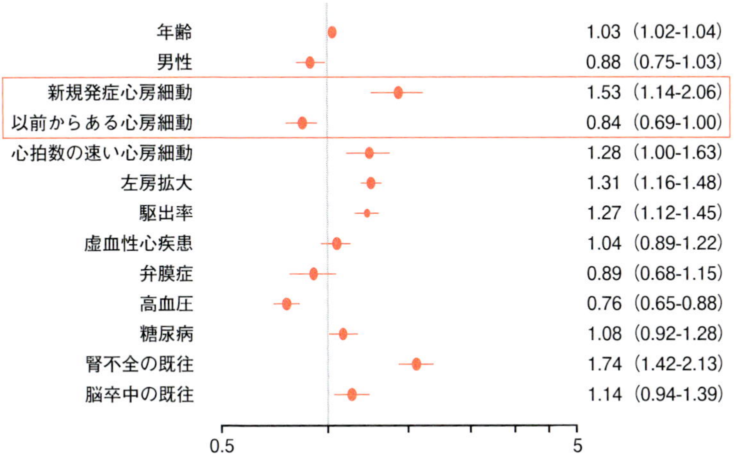

心房細動のない患者は含まない（n=4,674）

Eur Heart J 2008; 29: 1618[14)]

- 生命予後に及ぼす影響を解析した結果ですが、Framingham studyとその結果が同一です。以前から存在していた心房細動は予後を悪化させていません（むしろ良い方向に働いているように見えなくもありません）。しかし、新規に発症した心房細動は確実に予後を悪化させています。心房細動が発症すると、その直後1年間は予後が悪化するが、それ以上経過すると予後にそれほど悪影響を及ぼさないという「心房細動予後の時間依存性」は心不全患者にも当てはまるのでしょう。いずれにしても心房細動を新規に発症した時に注意するということに尽きますね。

Key Message

心不全ではすべての心房細動が悪いわけではない。
新規発症したもの以外はおそれるな！

心房細動を生じさせるリスクを認識しよう

- 私たちは心房細動患者に出会って、まず心不全・脳梗塞の有無を判断し、必要な患者は専門医に紹介することにしました。これでもうひとまず、患者、そして私たち医師はともに安全地帯にいます。ここですぐに不整脈の治療というステップに進まず、この貴重な心房細動というサインからもっと多くの情報を引き出しておきましょう。

- どんな情報が含まれていることが多いのでしょう。そのために、心房細動になりやすい人のイメージを明らかにしておきましょう。再び、Framingham studyのデータを示します[15]。縦軸はオッズ比ですが、これは健常人が心房細動になるリスクを1とした時、患者の背景因子がどの程度心房細動を発症させやすくするかを示す数字です。横軸は、心房細動になりやすいと同定された背景因子です。

心房細動を発生しやすくする因子
（Framingham study）

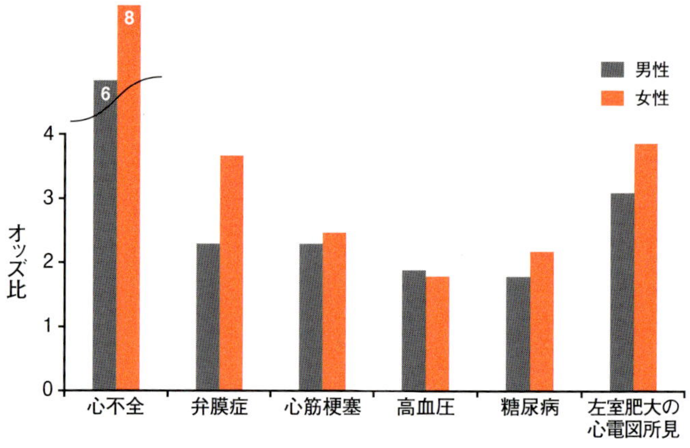

JAMA 1994; 271: 840[15]より改変

- この図を見ると、一番心房細動になりやすい人は、心不全患者（約8倍）、つづいて弁膜症、心筋梗塞、いずれも心臓病を持っている患者だということが分かります。これは当たり前のように思えますし、そもそもこれらは循環器内科に任せた方がよさそうです。しかし、その次にはごくありふれた病気が出てきます。高血圧（特に心電図で左室肥大を呈する場合）、さらに糖尿病が挙がってきています。これら二つの因子のオッズ比はそれほど高いようには見えませんが。

- しかし、高血圧患者数、糖尿病患者数を想像してみてください。私たちの前にいる心房細動患者数は、危険因子を有する人口とそのオッズ比から概算されますから、患者実数としては高血圧や糖尿病は、心房細動の重要な基礎疾患ということになります（心筋梗塞もこれらの因子の結果だと考えると、ますます心房細動発症における意義は大きくなります）。実際に、日本人心房細動患者を対象としたJ-RHYTHM studyに登録された患者の多くが高血圧や糖尿病を持っていたことはすでにお示ししました。これは無作為化比較試験のデータですので、実際の臨床現場ではもっとcommon diseaseの影響が強くなります。

- 欧州ではEuro Heart Surveyという登録研究が行われていますが、心房細動患者の60%以上に高血圧が、約20%に糖尿病が合併していました[16)]。欧米・アジアを含んだ登録研究RecordAFの結果も同様です。高血圧は68%、糖尿病は16%、脂質異常症が42%に合併していたということです[17)]。心房細動のほとんどはcommon diseaseとくっついていると言ってよいでしょう。このようなデータを見ると特に高血圧の重要性が分かります。

- ここで血圧値と心房細動発症の関係を見ておきましょう。血圧とその後の心房細動発症率の関係については白人女性における長期観察データがありますが、とても印象的です。

血圧と心房細動の関係

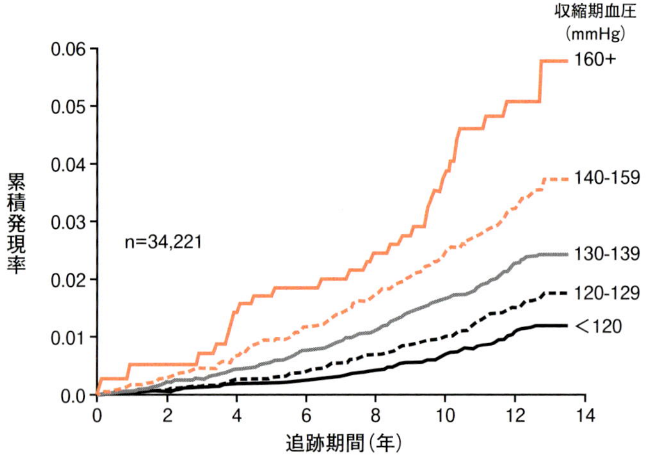

Circulation 2009; 119: 2146[18]

- この報告によれば収縮期血圧が120mmHg以下の患者における心房細動発症率は極めて低く、14年間でたかだか1%程度であるとしています。一方、収縮期血圧が130mmHg以上になるとその発生率は約2倍に、140mmHg以上になると約3倍に上昇するとしており[18]、長期間にわたる血圧管理の結果が心房細動発症に表れたと言っても過言ではないでしょう。

Key Message

Common diseaseである心房細動発症の原因は、common diseaseにあった!

- そして、このような心房細動の背景因子、つまり心臓病(心不全・弁膜症・心筋梗塞)、高血圧、糖尿病そのものがその患者の生命予後を長期的に規定していることをあらためて認識しましょう。だから、心房細動をどうするかと慌てる前に、もう一度このような背景因子があるのかないのか、またあるのならきちんとコントロールされているのかどうかを再チェックしてほしいのです。心房細動を見たら、その原因と生命予後規定因子をまず治療するのは当然でしょう。理由は分からないのですが、「心房細動」という情報がいったん脳にインプットされてしまうと、どうしても高血圧や糖尿病の管理が甘くなってしまいやすいという実態があります。かくいう私もその例外ではないことを認めざるを得ません。

- ここで、逆にそのリスク把握と管理が不十分な場合を想像してみましょう。患者の背景因子のコントロールは不十分ながらも、一生懸命、心房細動の治療や脳梗塞予防を行います。医師、患者ともに懸命です。再来診療では主に心房細動に関する愁訴に対処していくという方針がますます強固になります。この心房細動治療に熱心に取り組んでいる間、患者の体の中で何が起きているのでしょうか？ 知らず知らずのうちに心房細動の発症因子がどんどん増長しています。心房はますます潜在的に蝕まれていきます。何しろ、心房細動を発症させようとする因子自体をコントロールできていないのですから。

Key Message

心房細動を長期的にうまくコントロールしようという気持ちがあるならば、背景因子の発見・是正にもっと心を注ぐべきだ。

- 心房細動患者に出会ったら、ごくありふれた心房細動の背景因子に注意しましょう。頻度は少ないながらも甲状腺機能亢進症もこの中に含まれます。そして、これらの管理を抜かりなく行うことが重要です。そのことによって患者の生命予後は必ず向上するはずです。同時にこの心がけは、心房細動の長期的なより良いコントロールにもつながるはずです。ここでもまだ、心房細動という心電図は頭の中から解き放っておきましょう。

本当に洞調律にしようと焦らなくてよいのか?

- ここまで心電図の心房細動という情報にこだわらなくてもよいという話ばかりをしてきました。しかし果たして、この診療の方法に信頼できる根拠はあるのでしょうか? 心房細動にこだわらないという態度に自信を持ってよいのでしょうか?

- 幸いなことに2002年以降、この問題に対して数々の大規模臨床試験の結果が報告されています。これらの臨床研究における問題意識は極めて単純明快でした。

  「心房細動を洞調律にしようという医療行為と心房細動のまま受容しようとする医療行為の、どちらが患者の生命予後という点で優れているのだろうか?」

  そしてこれらの大規模臨床試験は一貫して同一の回答を導き出しています。

  「この大きく異なる治療方針は、患者の生命予後に対して同等の効果を有する。どちらが良くて、どちらが悪いという単純なものではない」。

- 多くの臨床研究をまとめたメタアナリシスの結果を次ページに示します[19)]。患者の生命予後、脳卒中発症という二つの視点で両者の治療方針の意義は変わらないことが分かります。心房細動患者と出会った時に、すぐに焦って洞調律にしようと考えなければならない根拠はないということを示す結果です。

洞調律維持 vs. 心拍数調節—メタアナリシスの結果

生命予後

試験名	心拍数調節	洞調律維持
HOT CAFÉ	1/101	3/104
PIAF	2/125	2/127
RACE	18/256	18/266
STAF	8/100	4/100
AFFIRM	310/2,027	356/2,033
合計	339/2,609	383/2,630
	13.0%	14.6%

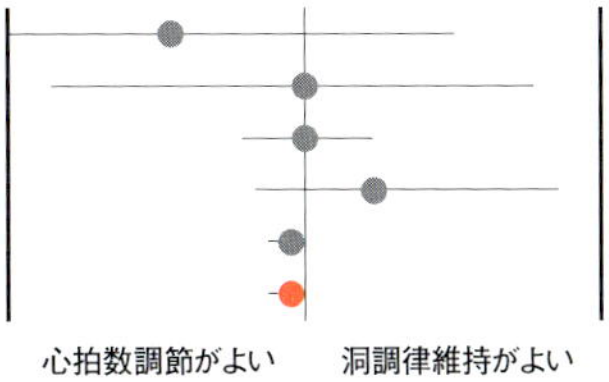

脳卒中

試験名	心拍数調節	洞調律維持
HOT CAFÉ	0/101	3/104
STAF	1/100	5/100
AFFIRM	77/2,027	80/2,033
合計	78/2,228	88/2,237
	3.5%	3.9%

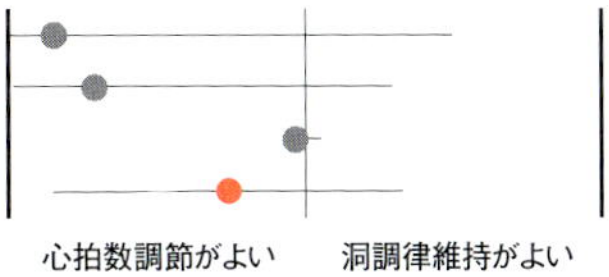

Arch Intern Med 2005; 165: 258[19)]

Key Message

洞調律に維持しようとする治療方針と心房細動を受容するという治療方針の間に、患者の生命予後・心血管イベントという観点での差は認められていない。

- もう少し実感を持つために、最も患者数の多い臨床研究であるAFFIRM studyを見てみましょう[20)]。この研究では脳梗塞の危険因子を有する患者約4,000名が登録され、半数の2,000名は洞調律を維持しようとする治療、残りの半数2,000名では心房細動のままで診療するという治療を行っています。患者の死亡率は次ページの図のようになりました。焦って洞調律にしなくてもよいことが実感できるはずです。

AFFIRM studyの成績

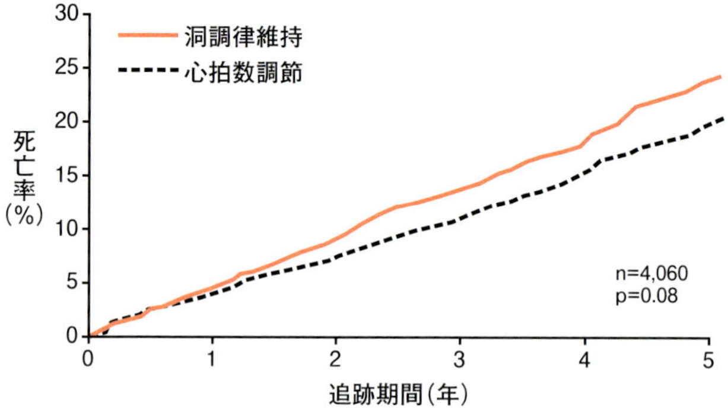

N Engl J Med 2002; 347: 1825[20)]

● 正常に戻そうとする医療行為はその本来の目的から考えると、少なくともそのままの状態を受容するという医療行為よりも良い結果をもたらすだろうと考えるのが普通だと思いますが、どうしてこのような結果になってしまったのでしょうか？その後、行われたサブグループ分析の結果から、このような考え方に幾つかの盲点があることが分かりました。

1）洞調律に戻そうとしても、洞調律を維持し続けること自体が難しい（治療行為の不完全性）
2）症状のない心房細動発作があるために、真の意味で患者に心房細動がないということを確認するすべがない（治療効果確認の不完全性）
3）発作性心房細動であっても慢性心房細動と同様に脳梗塞を発症してしまう（心房細動タイプと脳梗塞発症の非関連性）
4）医師・患者がともに洞調律が維持されていると判断してしまうと、その後の治療（特に脳梗塞予防）がおろそかになってしまう（治療行為継続の不完全性）
5）洞調律を維持させる治療方法（抗不整脈薬）の持つ副作用（治療行為に内在する矛盾）

- 私は、心房細動を洞調律に戻そう、維持しようという考え方自体は正しいと思っています。しかし、考え方だけが正しいだけではだめなのです。実地の臨床では、その考え方がそのまま実践できる方法、また実践できていることを確認する方法がなければ、「絵に描いた餅」になってしまう、そんなことをこれらの大規模臨床試験は教えてくれていると思います。

Key Message

洞調律を維持するという考え方は正しくても、
その実践には数々の落とし穴がある。

- 現時点では、洞調律にしようとする医療行為の持つ良い点が、同時に有するその悪い点で長期的にキャンセルされてしまう可能性が高いということを知っておくべきだと思います。ちなみに多くの大規模臨床試験が欧米で行われているため、日本人では異なるのではないかという疑義がありましたが、本邦で行われたJ-RHYTHM studyでも同じ結果が導き出されました[21)]。

- さらに心房細動は心不全に悪影響を及ぼすという推測から、心不全患者では異なる結果が導き出せるかもしれないと考えられてきましたが、AF-CHF studyという無作為化比較試験でその推測までもが否定されました。この試験は心不全を有する心房細動患者を対象としたものなので循環器内科的な情報ですが、そのエッセンスはGeneralistの参考になると思いますので紹介しておきましょう。

- AF-CHF studyでは、NYHA Ⅱ以上かつ左室駆出率（LVEF）35%未満、もしくは症状のない場合にはLVEF25%未満を登録基準として、心房細動患者を洞調律維持治療群と心拍数調節治療群に無作為に振り分け、死亡率をエンドポイントとして比較しています。1,376名の患者が登録され、心拍数調節治療群ではβ遮断薬とジギタリスを用いた心拍数調節治療が、洞調律維持治療群ではそれに加えて約80%の患者でアミオダロンという現時点で最強の抗不整脈薬が用いられました。そして、最大約5年間の経過観察で両群間に死亡率の差は全くなかったのです[22]。

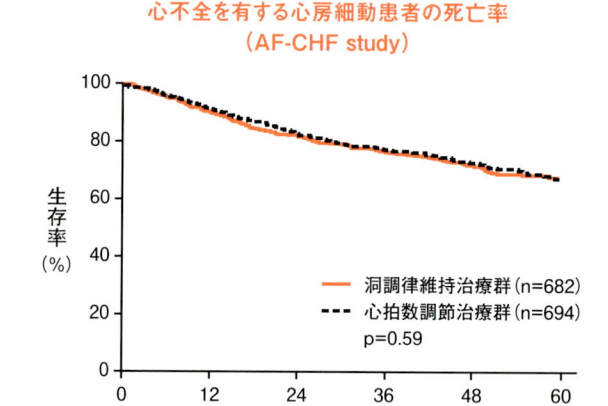

心不全を有する心房細動患者の死亡率
(AF-CHF study)

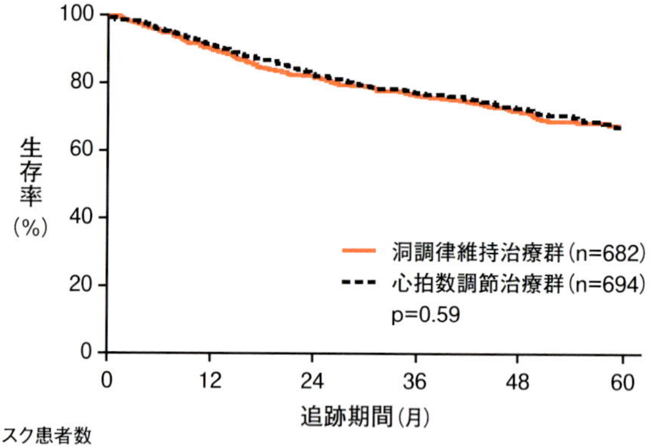

有リスク患者数					
洞調律維持治療群	593	514	378	228	82
心拍数調節治療群	604	521	381	219	69

N Engl J Med 2008; 358: 2667[22]

- 加えて、二次エンドポイントとされた脳梗塞、心不全入院においても両治療の間に有意な差は認められなかったのですが、さらに衝撃的な事実が明らかになりました。それは、試験期間中、洞調律の時間が長かった患者と心房細動の時間が長かった患者で予後を比較してもその差を見出すことはできなかったことです(次ページ図)[23]。

洞調律を維持できても、心不全患者の予後は変わらなかった…これが今私たちが知っている事実です。

洞調律維持と心不全患者の予後
（AF-CHF study）

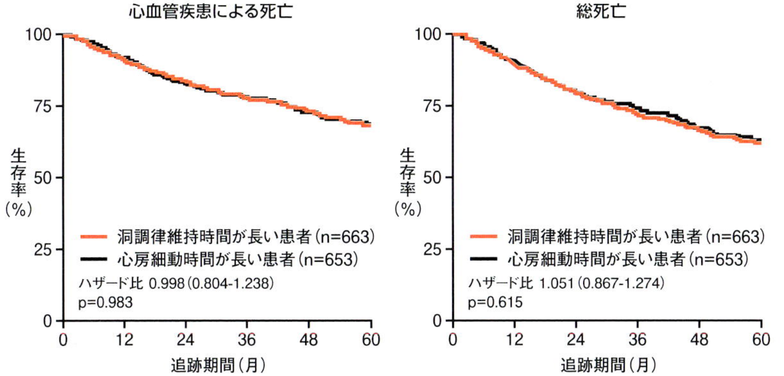

J Am Coll Cardiol 2010; 55: 1796[23)]

- これを知って不思議に思う方は大勢おられるかもしれませんが、30ページに示した心不全患者の予後を知っていれば納得できるかもしれません。そもそも心不全の基礎治療をしっかりできていれば洞調律患者と心房細動患者の予後に差はないのですから。やはりまず患者の全身、背景因子に心を注ぐことが何よりも重要なのだという認識はますます堅固になっています。
  多くの臨床試験、さまざまな紆余曲折を経て、私たちは今この立ち位置にいるのです。そして最終的に言えること、それは「心房細動患者に出会っても、すぐに洞調律にしなくてはと焦る必要はない」と何度も歴史が教えてくれたということでした。

- 最後に私たちの実態をお見せしておきましょう。次ページの図は心臓血管研究所付属病院で心房細動の初診患者にどのような経過で抗不整脈薬が投与されたかを示したものです。

初診心房細動患者に対する
抗不整脈薬の投薬経過

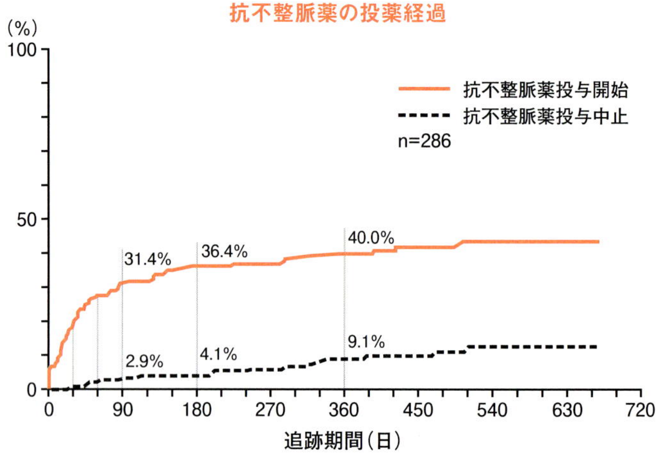

Heart Vesseles 2009; 24: 287[24]

● 驚かれるかもしれません。初診時に抗不整脈薬が投与された患者が実に少なく、10%にも満たないのです。そして初診時に抗不整脈薬が投与された患者の多くは他の心臓病を持たない若年者で、症状の強い発作性心房細動でした[24]。逆に、その他のほとんどの患者は実に用心深く(つまり背景因子を見た後に)抗不整脈薬が処方されていることも分かりますね。

Key Message

循環器内科で、初診時から洞調律維持にこだわっていないという実態がすでにある。

Column｜洞調律維持vs.心拍数調節の試験に、それでも納得できないという方へ

この議論はエビデンスが示す事実としてすでに確立しましたが、まだ個人個人で受け取り方が異なるかもしれません。示している事実は一貫しているのですが、エビデンスの理解という点で多様なのでしょう。エビデンスは0か1かという答えを導き出すものではなく、もっとアナログ的で0～1の連続性を持つものですから、多様な受け取り方があってよいのです。そこで、理解を容易にする三つの視点を提供したいと思います。

(1)**「医師の意思」が持つ意味**：これらの試験は、患者に出会った時に医師の持つ意思がどれほど重要かを検証した試験なのです。従って、当初の思いどおりにならなかったこと（例えば、洞調律維持をしようと思ったのに洞調律維持ができなかったなど）をその限界に挙げると、物事の本質を見誤りやすくなります。医師が思ったとおりに物事が運ぶことだけを考えていては、医療は成立しないからです。患者に出会った時に医師が単純に洞調律維持と心拍数調節で迷うこと、この意義を検証した試験が2000年代の果実と言えます。

(2)**「心電図指標」の持つ意味**：サブグループ分析の結果が強調されることがあります。結果的に「洞調律」であったことは予後向上に結びついていたというものですね。実際に、STAF study[25]、AFFIRM studyのサブ解析[26]ではそのような結果が報告されています。しかし、このことは「洞調律」が予後を向上させている原因であることを必ずしも示すわけではありません。予後の良いことを示す単なるマーカーに過ぎない可能性もあるからです。RACE studyでは洞調律と心房細動患者の間に予後の差は全く見られませんでした[27]。AFFIRM studyですら、「抗不整脈薬使用」という要素を取り除いて解析すると、「洞調律」は予後向上と有意な関連を示していません。AF-CHF studyでもそうです。これらの試験は、「洞調律という心電図指標」と実際の患者の予後の間にはギャップがあるという事実を教えてくれています。

(3)**「各患者と患者群」の違い**：これらの試験結果から、個々の心房細動患者に対して、洞調律維持と心拍数調節のどちらをとってもよいのだという考え方が成立するかのように見えます。しかし、この考えは、個々の患者とそれらを多数集めた患者群の違いを考慮していません。私自身は、洞調律維持が適した患者と、心拍数調節が適した患者がほぼ同数拮抗して存在していると考えるようにしています。これが同数でなくどちらか適した患者がこの世に多いのなら、臨床試験の結果は異なったものだったでしょう。

エビデンスはどうしてもデジタル的にとらえられがちですが、アナログ的に理解したほうが現場の役に立つと思います。

患者の将来を予測しようとすると

- ここではいったん話を変えて、出会った心房細動患者の将来を予測してみるということを考えてみましょう。将来がきちんと予測できれば、対処も分かりやすくなるはずです。もちろん各患者の予後を個別に予測することができないのは言うまでもないことですが、予後予測について全く知らないのと少々知っているのでは、心構えが違ってきます。

- 幸いなことに、心房細動患者を対象とした大規模臨床試験に登録された患者データの解析から、患者の生命予後を規定する因子がどのようなものであるかが分かってきています。最も患者数の多いAFFIRM studyから得られたデータを示します[28)]。各因子の横に示した数字はハザード比、つまりその因子を持たない患者に比べてどのくらい死亡率が高いかを表しています（ハザード比が1より高い因子は生命予後悪化因子、1より低い因子は生命予後向上因子と考えてください）。

心房細動患者の生命予後を規定する因子（1）（AFFIRM study）

	ハザード比（99%CI）	p値
加齢（1歳につき）	1.06（1.05-1.08）	<0.0001
冠動脈疾患	1.56（1.20-2.04）	<0.0001
うっ血性心不全	1.57（1.18-2.09）	<0.0001
糖尿病	1.56（1.17-2.07）	<0.0001
脳梗塞または一過性脳虚血発作	1.70（1.24-2.33）	<0.0001
喫煙	1.78（1.25-2.53）	<0.0001
左室駆出率<50%	1.36（1.02-1.81）	0.0065
僧帽弁閉鎖不全	1.36（1.03-1.80）	0.0043
洞調律	0.53（0.39-0.72）	<0.0001
ワルファリン投与	0.50（0.37-0.69）	<0.0001
ジゴキシン投与	1.42（1.09-1.86）	0.0007
抗不整脈薬投与	1.49（1.11-2.01）	0.0005

（n=2,796）　　Circulation 2004; 109: 1509[28)]

同じようにオランダで行われたRACE studyにおける結果を示しましょう[29)]。

心房細動患者の生命予後を規定する因子（2）
（RACE study）

	ハザード比（95%CI）	p値
心臓突然死		
心筋梗塞の既往	4.9（1.8-13.2）	0.002
糖尿病の存在	4.0（1.4-11.7）	0.010
疲労感の存在	3.7（1.3-10.7）	0.016
研究期間中のβ遮断薬の使用	0.2（0.05-0.9）	0.039
心臓突然死以外		
高齢	3.1（1.3-7.5）	0.014
心臓弁膜症	3.0（1.2-7.5）	0.021

Am J Cardiol 2006; 98: 929[29)]

- これらの表を見ると、患者の持つさまざまな背景因子が生命予後を規定していることがよく分かります。そしてこれら多くの背景因子は、それ自体が疾患として研究され、それぞれに生命予後を向上する治療法が提示されています。これは内科的な知識として包括されるものですから、あらためて心房細動に特化して考える必要はありません。まずこれらの因子の内科的治療を優先してきちんと行うことが正しい医療です。逆に考えれば、これらの因子を持たない患者、よくコントロールされている患者は、予後が良いと考えて自信を持って診療すればよいことになります。

- くどくて申し訳ないのですが、大規模臨床試験と実際の臨床現場は異なる可能性もあるので、コホート研究の結果も見てみましょう。これまで何度か引用しているEuro Heart Surveyとミネソタ住民調査における心房細動患者予後決定因子です[30),8)]。

心房細動患者の生命予後を規定する因子(3)

Euro Heart Survey[30]

因子	オッズ比(95%CI)	p値
加齢	1.04(1.02-1.06)	<0.001
心不全	1.92(1.25-2.93)	<0.002
大出血	3.98(1.89-8.39)	<0.001
心室頻拍	2.74(1.31-5.73)	<0.012
腎不全	1.82(1.06-3.12)	<0.034
悪性腫瘍	2.46(1.46-4.17)	<0.002

(n=5,333)

ミネソタ住民調査[7]

因子	ハザード比(95%CI)	p値
年齢(10年ごと)	1.79(1.71-1.86)	<0.0001
BMI(5kg/m^2ごと)	0.90(0.87-0.93)	<0.0001
心房細動時の心拍数増加(10拍/分)	1.02(1.01-1.03)	<0.001
心筋梗塞の既往	1.39(1.27-1.52)	<0.0001
心不全の既往	1.34(1.19-1.50)	<0.0001
エコーで確認された弁膜症(VHD)	1.26(1.16-1.38)	<0.0001
冠動脈血行再建術	0.76(0.67-0.86)	<0.0001
末梢血管障害	1.25(1.13-1.38)	<0.0001
脳卒中	1.29(1.15-1.44)	<0.0001
高血圧	1.28(1.14-1.44)	<0.0001
糖尿病	1.51(1.38-1.66)	<0.0001
喫煙	1.17(1.07-1.27)	<0.001
慢性腎障害	1.57(1.43-1.72)	<0.0001
慢性閉塞性肺疾患	1.57(1.29-1.53)	<0.0001
悪性腫瘍の病歴	1.43(1.32-1.55)	<0.0001

(n=4,618)

各論文より抜粋

- やはり、同じですね。心房細動患者の併存疾患によって予後が大きく影響を受けていることが分かります。

Key Message

患者の背景因子を内科的知識に基づいて是正すること、これこそが確実・安全に心房細動患者の生命予後を向上させる。

- 注目すべきことは、心房細動を修正しようとする医療行為自体が患者の生命予後に影響すると指摘されていることです。AFFIRM studyでは、「ジギタリス使用」や「抗不整脈薬使用」が患者の生命予後悪化因子として、逆にRACE studyでは「β遮断薬使用」が患者の生命予後向上因子として同定されています[29]。

このうち、後者のβ遮断薬は、心筋梗塞、心不全などで生命予後向上作用のあることが知られていますので、むしろ患者の背景因子の是正作用に含めてよいものでしょう。気になることは、心房細動治療のための薬物と言える抗不整脈薬やジギタリスに生命予後悪化作用があることです。これらの生命予後悪化作用は薬物自体の持つ副作用に由来するものと考えられています。ここにも、First Stepで心房細動そのものに対する治療にこだわらなくてもよい、あるいはこだわってはいけない根拠が示されていると言えるでしょう。

Key Message

心房細動そのものに対する治療ツール、抗不整脈薬とジギタリスはそれ自体が生命予後悪化作用を有する。
(もちろん、その使い方次第ですが)

Column | healthy responder

これまで私たちは、抗不整脈薬やカテーテルアブレーションの効果によって洞調律が維持され、その洞調律の結果として生命予後が向上すると信じてきました。しかし、今になってこの考え方は単純すぎたと言えます。「洞調律」は予後向上の原因ではなく、単なる良好な予後のマーカーである可能性があるからです。健康食品を摂取している人の予後が良好であるからといって、必ずしも健康食品が予後を向上させているとは限りません。健康によく注意している人、あるいはそもそも健康な人が健康食品を摂取しているという現象をとらえているだけなのかもしれません。だから健康食品をもっと摂りなさいというようにはならないのですね。

Healthy responderというのはこれとは少し異なるのですが、「健康な人ほど治療に良好に反応しやすい」という特徴をとらえた概念です。

心房細動で見てみましょう。そもそも生命予後の良い健康な患者が存在していて、これらの患者は（乱暴な言い方をすれば）どんな医療行為でも、あるいは放置しておいても自然に洞調律に復してしまうと考えてみましょう（健康なのだからあり得ることです）。この場合、結果的に見ると、あたかもその患者は（その医療行為によって）洞調律に復し、その結果生命予後が向上したかのように見えてしまいます（左図）。
しかし、右図で表されるように、健康だから洞調律になったのであって、洞調律に戻したから健康になったわけではありません。

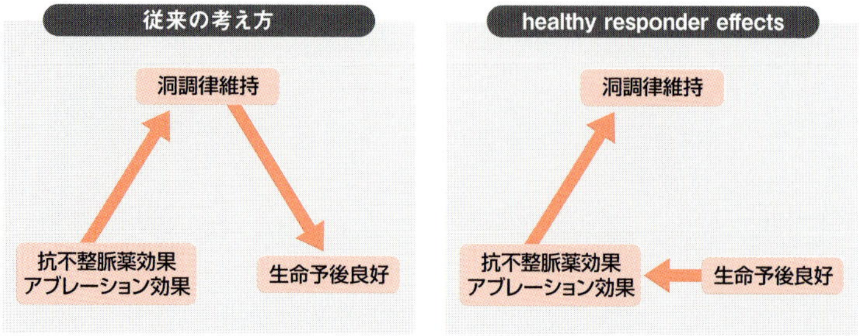

実際の現場ではそのような"healthy responder"が存在することは確かに経験されます。洞調律にしようと思っていなかったのに、ラッキーにも洞調律になってしまったという患者群です。逆に基礎心疾患、高血圧、糖尿病などがあれば、なかなか治療に抵抗性で洞調律を維持しにくいこともよく経験されているのではないでしょうか? このように考えれば、洞調律が維持できているということは患者背景のマーカーに過ぎないとも考えられますね。

一方、臨床現場では、あらかじめどの患者がhealthy responderで、どの患者がnon-healthy responderであるかを判断することはできません。しかし、私はこのことがそれほど重要だとは思っていません。healthy responderは、First Stepの治療を粛々と行っている間に自然におのずから洞調律を維持する方向に移動していくはずです。このような患者にあわてて抗不整脈薬治療を施してしまうと、(放っておいても洞調律になったのに、抗不整脈薬の効果があったと誤解して) 不要な治療が継続されてしまうことにもなりかねないことは知っておく必要があると思います。

心房細動患者の死因ってなんだろう?

- 心房細動に対する医療介入の持つ意味、心房細動患者の将来像を示しながら、患者の持つ併存疾患の重要性を述べてきましたが、さらにここでもっと尽き詰めて「心房細動患者の死因は?」という点まで踏み込んでおきましょう。もちろん、患者を診ている自分としてはあまり想像したくない話なのですが…。

- 実は意外なことなのですが、心房細動患者の死因に関する情報はそうたくさんあるわけではないのです。Framingham studyが代表的なものだろうと思って調べてみると、その結果は以下のとおりでした[7)]。意外と脳卒中が少なく、冠動脈疾患あるいはなんと「その他」という訳の分からない死因が多いことに気付きます。

心房細動患者の死亡原因(1)
(Framingham study)

原因	死亡者数(%) 男性 (n=296)	死亡者数(%) 女性 (n=325)
冠動脈疾患	29(9.8)	22(6.8)
脳卒中	8(2.7)	13(4.0)
その他心血管疾患	9(3.0)	17(5.2)
その他	47(15.9)	35(10.8)
不明	5(1.7)	8(2.5)
合計	98(33.1)	95(29.2)

Circulation 1998; 98: 946[7)]より改変

- この結果を知って、「心房細動」という病気を長らく放置してきた医学の歴史を見た気がしました。

心房細動患者の死亡原因(2)（AFFIRM study）

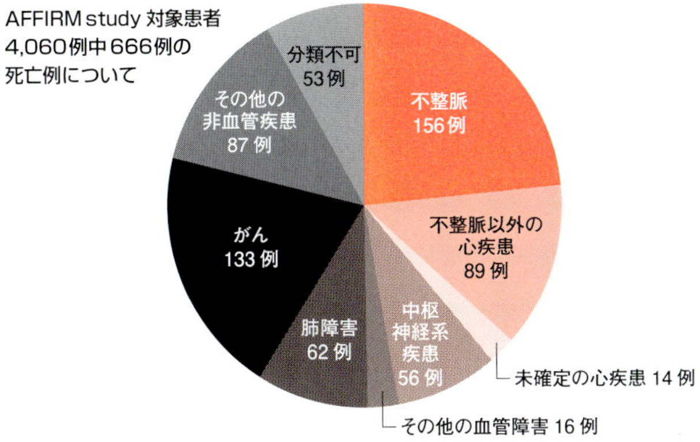

Circulation 2004; 109: 1973,Tab.1[31]より作図

- そこで次に、近年行われた心房細動の臨床研究で最も規模の大きいAFFIRM studyを見てみました。これは無作為化比較試験ですから、さすがに死因が詳細に検討されています。ただし、患者を選択するという選択バイアスが働くことを念頭に置いておく必要はあります。
  どうしても心房細動=心血管が原因の死亡と考えたくなりますが、この図を見ると意外なことに約半数が心血管の関与しない死因（悪性腫瘍など）となっています[31]。

- 実はこのことは最近の観察研究でも知られています。Euro Heart Surveyでも死因の約3分の1は心臓・血管に関わらないものでした[30]。そしてミネソタ住民調査でもすべての死因が明らかになっているわけではありませんが、悪性腫瘍が少なからぬ位置を占めていることが分かります（次ページ表）[8]。

- 最後に疫学的情報を。米国コロンビア州の全住民を対象にした疫学調査で年齢別の死因が報告されています。1990年代後半のものですが、死亡診断書に「心房細動」という病名が記載されている患者の死因を明らかにしています[32)]。その結果は、これまで述べてきたことと同様です。

心房細動患者の死亡原因(3)
(ミネソタ住民調査)

原因	追跡期間(5.3±5.0年)中の死亡率 診断から4ヵ月以内 (n=761)	4ヵ月以降 (n=2,324)	全体 (n=3,085)
冠動脈疾患	22%	15%	37%
うっ血性心不全	14%	16%	30%
脳梗塞	10%	7%	17%
悪性腫瘍	18%	14%	32%

J Am Coll Cardiol 2007; 49: 986[8)]より作表

心房細動患者の死亡原因(4)
(コロンビア州住民調査:1994～1998年)

原因	年齢 45-64歳 (n=10,093)	≧65歳 (n=255,917)
腫瘍	15.0%	8.8%
気管支、肺および不特定のがん	7.1%	2.3%
内分泌、栄養、代謝、免疫系の異常	6.2%	3.3%
糖尿病	4.4%	2.4%
循環器疾患	62.3%	68.6%
虚血性心疾患	23.4%	27.2%
心筋症	9.1%	2.3%
心房細動・粗動	8.5%	11.6%
脳血管疾患	6.5%	11.3%
呼吸器系疾患	7.5%	9.7%
その他上記に該当しないもの	9.0%	9.6%

Am J Epidemiol 2002; 155: 819[32)]より改変

Key Message

心房細動患者の死因は心房細動に直接関連するものとは限らない。それどころか約3分の1は悪性腫瘍など心血管系以外の原因が占めている。

- 心房細動患者の死因…あまり想像したくない話ですが、この問題は社会の高齢化と無関係ではありません。では、このような死因を知ることは何か役に立つでしょうか? 最近では「心房細動」という不整脈が注目され、結果的に「心房細動＝死亡を招く」という強迫観念が生まれた気もしています。死因の内訳を知れば、もう少し冷静に対処することができるようになると思います。
これまで心房細動の環境とも言える併存疾患に注意する必要を強調してきましたが、それ以上にまず内科医として患者全体と向き合わなければならないことを教えてくれると思うのですが、いかがでしょう?

「アップストリーム治療」はどこに…

- ここ数年「心房細動のアップストリーム治療」という言葉が世を席巻してきました。下の図を見てみましょう。「心不全、あるいは慢性腎臓病と同じように、心房細動にも神経体液性因子が決定的に重要な役割を演じているのではないか」という仮説を模式的に示した図です。

心房細動のアップストリーム治療の概念

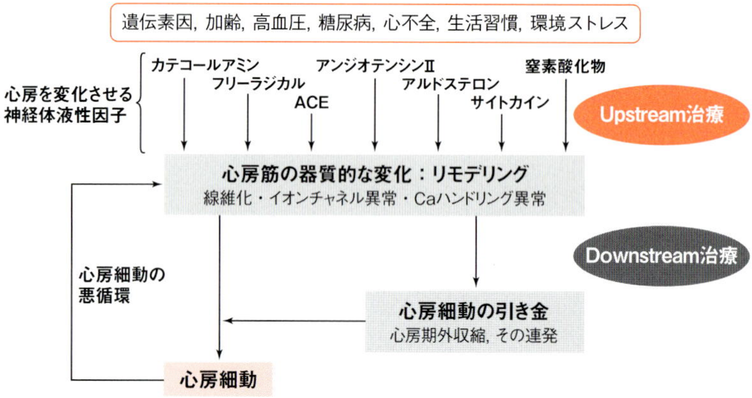

Circulation 2001; 104: 2865[33]より改変

- 実際、動物を用いた実験系で、特にレニン-アンジオテンシン系（RAS）阻害薬が心房細動予防効果を持つことが報告されています。また、これまでの大規模臨床試験のpost-hoc分析をメタ分析してみると、RAS阻害薬の投与が心房細動の新規発症を約30%減少させることが知られるようになり[34]、がぜんこの「アップストリーム治療」は注目を浴びてきたのです。

RAS阻害薬による心房細動予防効果
（大規模臨床試験のメタ分析）

試験	治療薬 n/N	コントロール n/N	相対リスク (95%CI ランダム)	加重 %	相対リスク (95%CI ランダム)
ACE阻害薬					
Van Den Berg	2/7	7/11		1.7	0.45 (0.13, 1.57)
SOLVD	10/186	45/188		4.8	0.22 (0.12, 0.43)
TRACE	22/790	42/787		6.6	0.52 (0.31, 0.87)
Ueng	18/70	32/75		7.0	0.60 (0.37, 0.97)
CAPP	117/5,492	135/5,493		11.4	0.87 (0.68, 1.11)
STOP H2	200/2,205	357/4,409		13.0	1.12 (0.95, 1.32)
GISSI	665/8,865	721/8,846		14.0	0.92 (0.83, 1.02)
計 (95%CI)	1,034/17,615	1,339/19,809	−28%	58.7	0.72 (0.56, 0.93)
異種混合χ^2値=32.58　df=6　$p<0.00001$					
全体統計　z=−2.53　$p<0.01$					
アンジオテンシン受容体拮抗薬					
Madrid	9/79	22/75		4.3	0.39 (0.19, 0.79)
Val-HeFT	116/2,209	173/2,200		11.8	0.67 (0.53, 0.84)
CHARM	179/2,769	216/2,749		12.5	0.82 (0.68, 1.00)
LIFE	179/4,417	252/4,387		12.6	0.71 (0.59, 0.85)
計 (95%CI)	483/9,474	663/9,411	−29%	41.3	0.71 (0.60, 0.84)
異種混合χ^2値=5.25　df=3　p=0.15					
全体統計　z=−4.12　p=0.00004					
総計 (95%CI)	1,517/27,089	2,002/29,220	−28%	100.0	0.72 (0.60, 0.85)
異種混合χ^2値=48.50　df=10　p=0.00001					
全体統計　z=−3.74　$p<0.0002$					

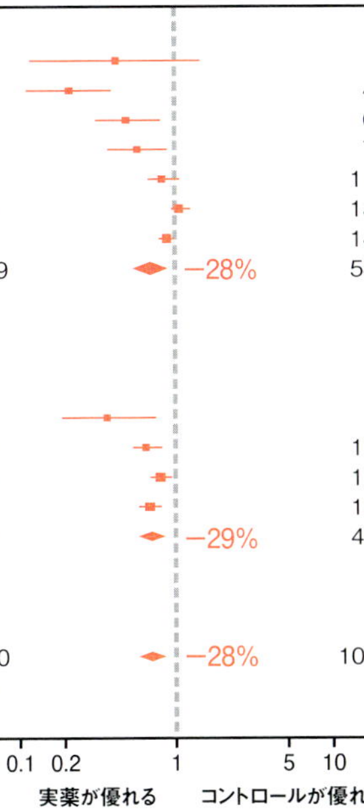

n: 非心房細動抑制数　N: 投与数

J Am Coll Cardiol 2005; 45: 1832[34)]

そしていつの間にか若干期待的な観測も含めて、RAS阻害薬が「心房細動に対する万能薬」として位置付けられるかのように見えましたが…それほど単純な話ではなかったのです。

Key Message

動物実験から構築された仮説は、前向き大規模臨床試験で否定されてしまうことがある。単一施設研究やpost-hoc分析の結果でさえ、実証できないことがある。

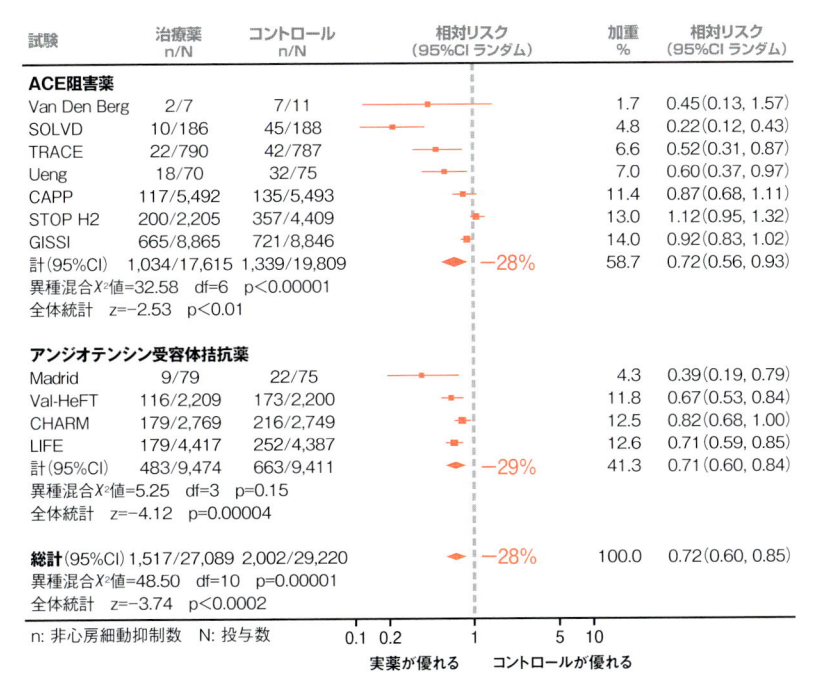

● 「RAS阻害薬は心房細動患者に有益である」という魅力的な仮説があるのならば、それは前向きに臨床試験で検証されなければなりません。そこでイタリア、フランス、日本、ドイツで心房細動患者を対象としてアンジオテンシン受容体拮抗薬（ARB）の効果を検討する大規模臨床試験が計画されました。試験によって少しずつ対象・方法・エンドポイントが異なるので表にまとめておきます。

心房細動に対するARBの大規模臨床試験

試験名	ACTIVE I[35] （9,016例）	GISSI-AF[36] （1,442例）	J-RHYTHM II[37] （318例）	ANTIPAF[38] （425例）
対象患者の特徴	すべての心房細動	すべての心房細動 （ただし洞調律スタート）	高血圧合併心房細動	発作性心房細動
対照	プラセボ	プラセボ	Ca拮抗薬 （アムロジピン）	プラセボ
治療薬	イルベサルタン	バルサルタン	カンデサルタン	オルメサルタン
ACE阻害薬の投与	可	可	不可	不可
抗不整脈薬の投与	可	可	可	不可
一次評価項目	急性心筋梗塞、脳卒中、心血管死亡	心房細動再発までの日数	最終月の心房細動発作日数	12ヵ月間の心房細動発作日数の割合

● そして、2009年から2010年にかけて、これらの試験結果が続々と報告されましたが、どの試験も心房細動患者においてARB投与の有効性を示すことはできませんでした。すぐには納得できないかもしれませんので一つ一つの試験をもう少し詳しく眺めてみることにします。

● まず、最も重要な心房細動患者の予後はどうだったのでしょう? これについてはACTIVE I trialが検証しています。あらゆるタイプの心房細動患者を対象として、二重盲検でプラセボとARBイルベサルタンの投与がなされ、「心血管事故（心筋梗塞・脳卒中・心不全）+死亡」をエンドポイントとして評価しました。その結果、この一次エンドポイント発生率はプラセボ投与群とイルベサルタン投与群の間に全く差が認められていません（二次エンドポイントの一つである心不全発症のみがイルベサルタン投与によって減少しました)[35]。

Key Message

ARB投与によって心房細動患者の脳梗塞、心筋梗塞、死亡が減少するとは言えない。

- この章のテーマである「命」とは関係しないのですが、ここで心房細動自体に対する効果も見ておきましょう。イタリアでなされたGISSI-AF trialでは、発作性心房細動ならびに持続性心房細動除細動後の患者を対象にプラセボ群とARBバルサルタン群に振り分け、心房細動再発までの時間を観察しています。下図に示しますが、両群の間に全く差は見られません[36]。

GISSI-AF trial の心房細動初回再発率

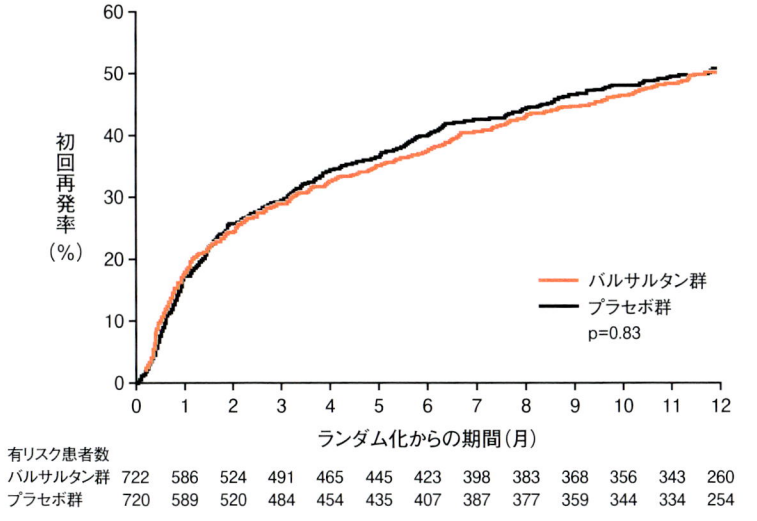

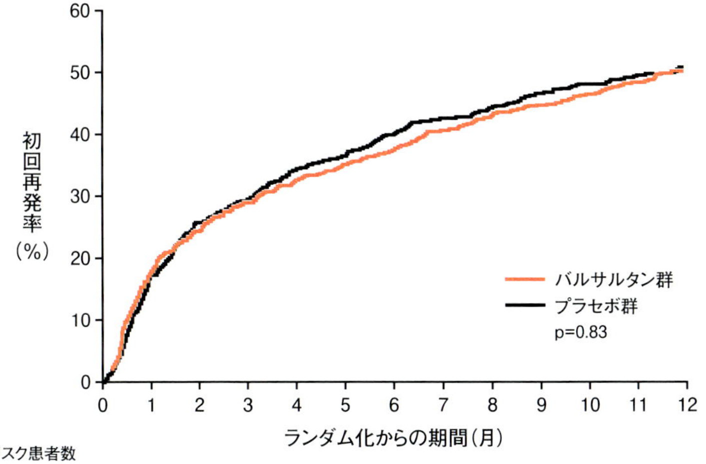

有リスク患者数													
バルサルタン群	722	586	524	491	465	445	423	398	383	368	356	343	260
プラセボ群	720	589	520	484	454	435	407	387	377	359	344	334	254

N Engl J Med 2009; 360: 1606[36]

● 日本とドイツでは少し異なったセンスで臨床試験を行っています。日本の（J-RHYTHM Ⅱ study）は高血圧を持った発作性心房細動に焦点を当て、この高血圧をCa拮抗薬のアムロジピンで治療するべきか、ARBのカンデサルタンで治療するべきかを検討しています。1年間携帯型心電図を毎日記録し、発作性心房細動の発生回数を検討しました。その結果、両群ともに血圧が低下するとともに、心房細動発作回数が減少しました。高血圧の治療自体が発作性心房細動の発作回数を減らしたのです。これは併存疾患の治療が重要であることを教えてくれています。しかし、この減少の程度に2群間で有意な差は認められなかったのです[37]。

血圧と心房細動発作回数の変化
（J-RHYTHM Ⅱ study）

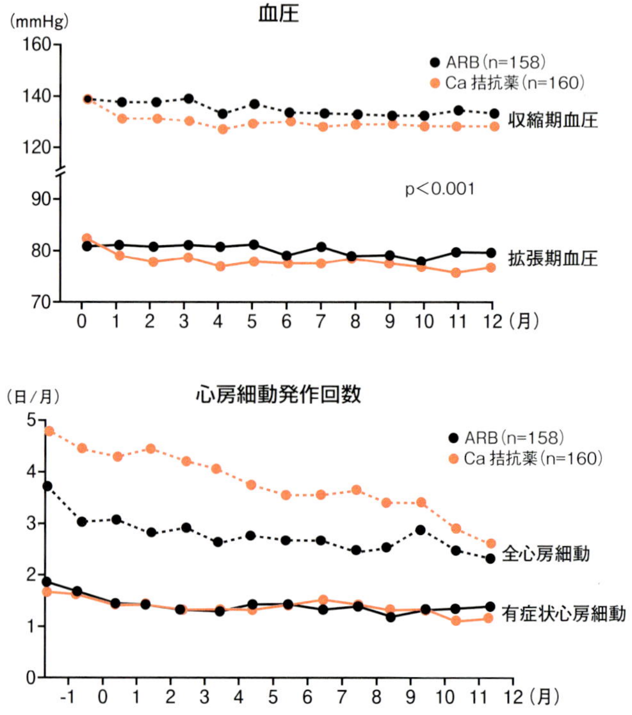

Europace 2010, Dec 10. in press[37]

- ドイツのANTIPAF trialではより早期の発作性心房細動に焦点を当てています。この試験でも1年間毎日携帯型心電図で心房細動発作の有無を検討したわけですが、投薬内容は厳しく制限され、ARBの効果をより純粋な形で観察できるように工夫しています。その結果なのですが、やはりプラセボ群とARBオルメサルタン群の間に心房細動発作回数、発作再発までの時間、慢性化、すべてにおいて有意な差は認められませんでした[38)]。

Key Message

ARB投与によって特別に心房細動発作のコントロールが良くなるわけではない。

- 「ARBは心房細動の万能薬ではない」、古くは当たり前とされていたことを今素直に理解できればそれまでのことなのですが、まだ心にストンと落ちないかもしれません。それほど、「心房細動のアップストリーム治療」という言葉は魅力的だったのでしょう。

- 心にストンと落ちない理由は、次の二つのことを混同しているためだと思います。

1) 心房細動の併存疾患を治療すること
2) 併存疾患とは無関係に神経体液性因子の是正を行うこと

心房細動以外の疾患治療 1) はいつも重要で、この正しさは今も揺らいでいません。心不全であれば、RAS阻害薬を投与し心不全治療をまず行うべきことでしょう。高血圧であれば血圧を下げることが重要で (実際にJ-RHYTHM II studyでは降圧により発作回数の減少が認められました)、その場合RAS阻害薬を用いることもあるでしょう。このように併存疾患に対する治療にRAS阻害薬を用いることが多いという状況が、2) という概念までもが正しいと拡大解釈されてきた下地なのかもしれません。

Key Message

「アップストリーム治療」という概念は「併存疾患の治療」という昔からの概念と同じだった！

- 実は…このことはESCの新しい心房細動ガイドラインの図に示されているのです。22ページの図を見てください。「併存疾患に対するアップストリーム治療」と書いてありますね。

- 抗不整脈薬を用いた洞調律維持治療vs.心拍数調節治療、ARBを用いたアップストリーム治療、これらはいずれも2000年～2010年の大きなトピックでした。そして、さまざまな臨床試験が行われましたが、これらの臨床試験がすべてその意図とは異なり、心房細動の基礎疾患あるいは併存疾患治療の重要性を喚起したことは歴史の1ページと言えるのではないでしょうか?

Column | なぜ実験研究やpost-hocの結果が覆ってしまったのか？

「アップストリーム治療」という概念が歩んできた歴史を知る方は、なぜあれほど確固としたものに見えた証拠が崩れ去ったのか、まだ疑問に思われるかもしれません。そこで、ここではその謎解きをしてみたいと思います。

(1) 実験的研究の教えたところ

これまでRAS阻害薬の有用性を実証した多くの動物モデルでは、次のようなプロトコールが組まれています。①正常動物を用い、②あらかじめ比較的高用量のARB投与を行っておき、③その後に心房電気刺激（心房細動擬似状態）を強制的に長期間行う、というものです。振り返って、この状況は私達の臨床現場にあるでしょうか?

全く病気のない人に比較的高用量のARBを投与すること自体が考えにくいですね。このまれとも言える状況で、さらに〝たまたま〟心房細動が起こってくれなければならないのです。もしこのような患者がいれば、実験的な結果が臨床でも観察されるのかもしれません（でももし私がそのような例に出会ったら、ARB高用量投与によって心房細動という副作用が生じたと考えて、ARBを中止してしまうかもしれないのですが…）。

(2) post-hoc分析が教えたところ

57ページの図は数々の臨床試験のメタ分析ですから、そのまま信用できるのではないかと感じてしまいます。しかし、①そもそも心房細動の新規発症を観察しようとした試験でなく、たまたま論文化されたものを集めざるを得なかった、②結果的にさまざまな種類の患者が含まれてしまったが、この図ではあたかも一つの集団のように見えてしまう、③ほとんどの試験は心房細動の既往のない洞調律患者である、というようなことを気付きにくくさせています。特に②は重要です。患者のタイプ別に見た成績を示してみましょう（図）[34]。

RAS阻害薬による心房細動予防効

試験名

心不全
Van Den Berg（1995）／リシノプリル［ACE-I］
SOLVD（2003）／エナラプリル［ACE-I］
Val-HeFT（2003）※／バルサルタン［ARB］
CHARM（2003）※／カンデサルタン［ARB］
小計（95%CI）
異種混合: χ^2値=15.01　df=3　p =0.0018
全体統計: z=−2.72　p=0.007

高血圧
CAPP（1999）／カプトプリル［ACE-I］
LIFE（2003）※／ロサルタン［ARB］
STOP-H2（1999）／エナラプリル［ACE-I］
小計（95%CI）
異種混合: χ^2値=13.34　df=2　p=0.0013
全体統計: z=−0.82　p=0.4

心房細動（除細動後）
Madrid（2002）／イルベサルタン［ARB］
Ueng（2003）／エナラプリル［ACE-I］
小計（95%CI）
異種混合: χ^2値=1.03　df=1　p=0.31
全体統計: z=−3.13　p=0.002

心筋梗塞後
TRACE（1999）／トランドラプリル［ACE-I］
GISSI（2001）／リシノプリル［ACE-I］
小計（95%CI）
異種混合: χ^2値=4.64　df=1　p=0.031
全体統計: z=−1.12　p=0.3

合計（95%CI）
異種混合: χ^2値=48.50　df=10　p<0.000
全体統計: z=−3.74　p=0.0002

※アブストラクトのみ

RAS阻害薬の効果は患者のタイプによって大きく異なることが分かるでしょう。心房細動の新規発症予防効果は心不全患者では明らかですが、高血圧患者ではむしろないと言った方が正直な気がします。しかし、翻って考えると、今や心不全患者にRAS阻害薬を投与することは常識です。これは患者の予後向上のためになすべき治療なのです。だから、心不全患者においてRAS阻害薬が心房細動新規発症を抑えることを素晴しい治療のように考える必要はないでしょう。あたかも確固としたように見えた根拠はよく考えなおすと、違ったメッセージを発していたんだと気付きませんか?

患者群別メタ分析）

治療薬 n/N	コントロール群 n/N	相対リスク (95%CIランダム)	加重 %	相対リスク (95%CIランダム)
2/7	7/11		1.7	0.45(0.13, 1.57)
10/186	45/188		4.8	0.22(0.12, 0.43)
16/2209	173/2200		11.8	0.67(0.53, 0.84)
79/2769	216/2749		12.5	0.82(0.68, 1.00)
07/5171	441/5148		30.9	0.56(0.37, 0.85)
17/5492	135/5493		11.4	0.87(0.68, 1.11)
79/4417	252/4387		12.6	0.71(0.59, 0.85)
00/2205	357/4409		13.0	1.12(0.95, 1.32)
96/12114	744/14289		37.1	0.88(0.66, 1.19)
9/79	22/75		4.3	0.39(0.19, 0.79)
18/70	32/75		7.0	0.60(0.37, 0.97)
27/149	54/150		11.4	0.52(0.35, 0.79)
22/790	42/787		6.6	0.52(0.31, 0.87)
65/8865	721/8846		14.0	0.92(0.83, 1.02)
87/9655	763/9633		20.7	0.73(0.43, 1.26)
17/27089	2002/29220		100.0	0.72(0.60, 0.85)

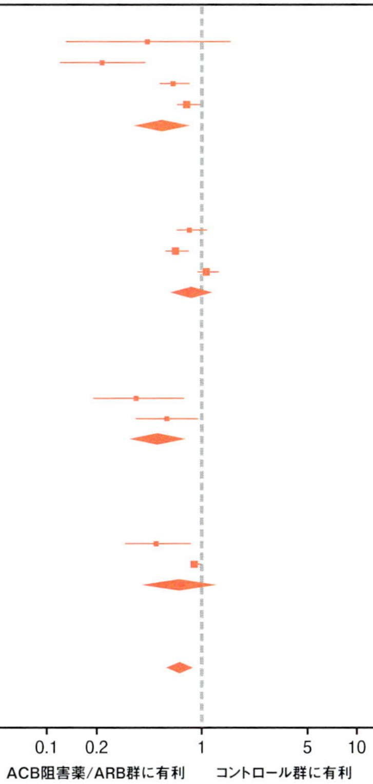

J Am Coll Cardiol 2005; 45: 1832[34]

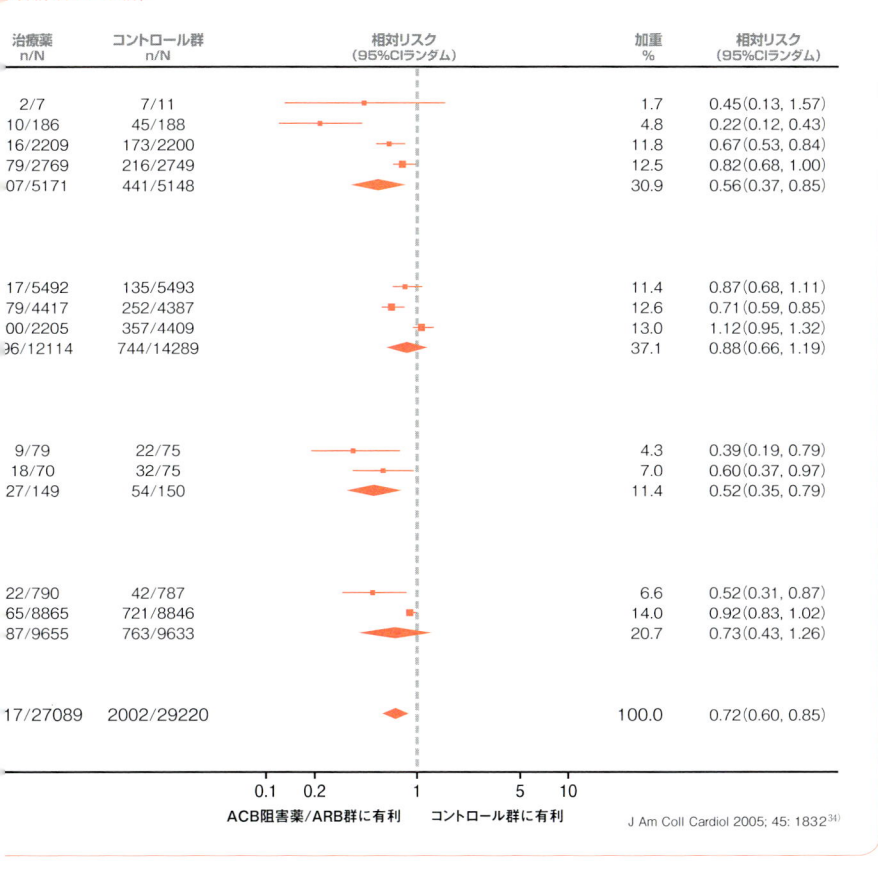

Column | スタチン・魚油はどうなった？

RAS阻害薬以外にも、心房細動のアップストリーム治療として注目された薬物があります。それはスタチン、魚油です。

(1) スタチンの効果

さまざまな前向き・後ろ向き研究がなされてきました。このスタチンの効果についてはほぼ一定の見解に到達しそうです。それは、開心術後の心房細動発生には抑制効果を持つが［A］[39]、その他の一般的な心房細動に対しては無効であろうというものです［B］[40]。

代表的な前向き大規模臨床試験の結果を示してみました。同じ結果は複数の前向き臨床試験で確認されています。

［A］ARMYD-3 study

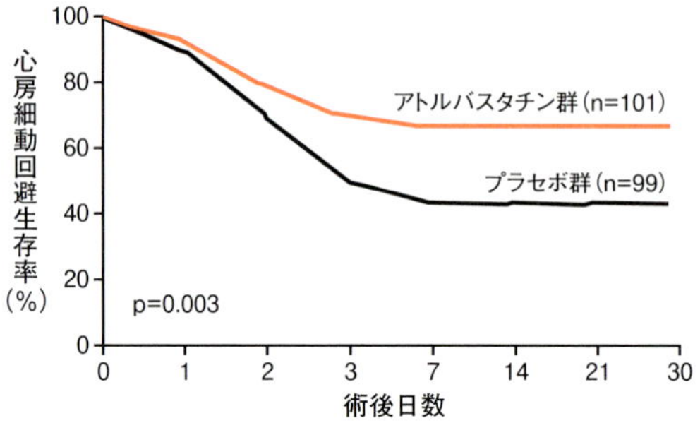

Circulation 2006;114: 1455[39]

［B］SToP AF trial

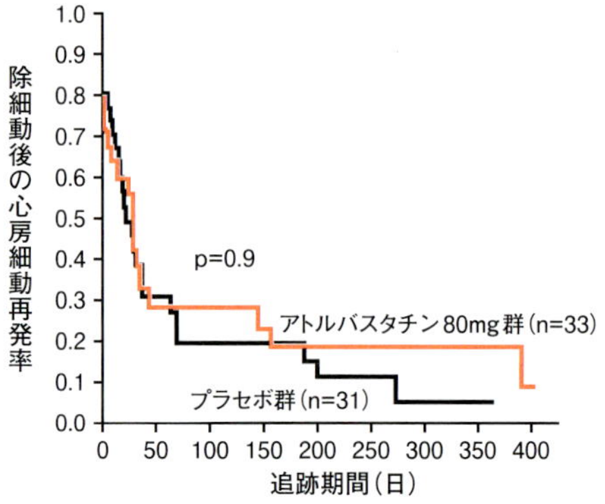

J Cardiovasc Electrophysiol 2010. In press[40]

(2) 魚油の効果

これもさまざまなデータが報告されています。理解を困難にするのは、魚油が直接影響を及ぼしているのか、あるいは魚を食べるという食生活全般が影響しているのか判然としないことです。これまでの報告のメタ分析を示してみます[41]。

心房細動に対する魚油の効果

	全数	心房細動患者数	相対リスク(95%CI)
Physicians Health Study	17,679	1,243	1.46 (0.94-2.28)
Danish Study	47,949	556	1.34 (1.02-1.76)
Rotterdam Study	5,184	312	1.18 (0.88-1.57)
Women's Health Initiative	46,704	391	1.01 (0.66-1.56)
CHS	4,815	980	
fish sandwich			1.17 (0.96-1.43)
broiled fish			0.70 (0.53-0.93)

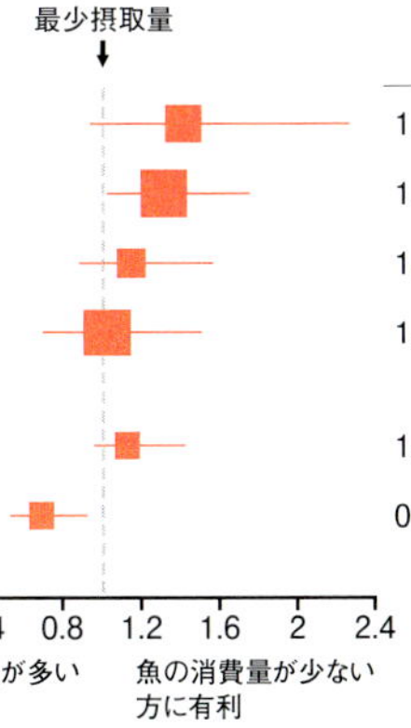

CHS : Cardiovascular Health Study

Naunyn-Schmied Arch Pharmacol 2010; 381: 207[41]

この図を見ても、魚油が直接心房細動に好影響をもたらすということは考えにくいですね。

スタチン・魚油に関する臨床研究も最終的には「心房細動全般に効く万能薬はない」ということを教えてくれているようです。

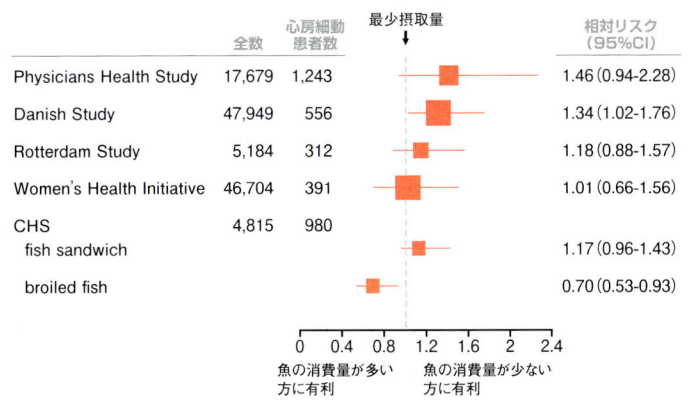

単純な基本こそ筋が良い

- これまで、心房細動患者の生命予後という観点から、いったん心房細動を頭から解き放つくらいの気持ちで患者の全身にあるリスクを把握し、これを管理することが重要だということを繰り返し述べてきました。すこしくどすぎたかもしれませんが、この医療行為の効果はそれだけにとどまらないのです。First Stepの管理が、この後に続くSecond Step、Last Stepという心房細動診療の効果に大きな影響を与えています。慌ててFirst Stepをやりすごすことは、患者の生命予後のみならず、後のSecond Step、Last Stepで患者そして医師を悩ませてしまうことになるのです。

- First Stepの治療が、どのようにSecond Step、Last Stepの治療により良い効果をもたらすかについては、それぞれのStepで細かく見ていきたいと思いますが、ここではその一例を挙げてみましょう。

- Second Stepでは、「患者の脳を護る」という脳梗塞予防を実践します。ここでは、このSecond Stepで十分に脳梗塞予防がなされた患者における脳梗塞発症率を見てみましょう。これまで数々の臨床研究がなされ、脳梗塞の予防薬が心房細動による血栓塞栓症を減少させることが報告されているのですが、このサブグループ分析は面白い結果を教えてくれます[42)]。次ページの図［A］を見てください。

- 縦軸は心房細動患者の脳梗塞発症率ですが、すべての患者で脳梗塞予防がきちんとなされているにもかかわらず、脳梗塞発症率は血圧の影響を受けていることが一目瞭然です。外来時の収縮期平均血圧が140mmHg以上の患者は、それ以下の患者と比較するとおよそ倍に近い脳梗塞発生のリスクがあります。そして、［B］の図を見れば、脳梗塞予防薬の投与にもかかわらず、血圧が上昇すると脳梗塞発症のリスクが増加し、この閾値が収縮期血圧

到達収縮期血圧別にみた脳梗塞発症率
(SPORTIFⅢ・V trialの後ろ向き解析)

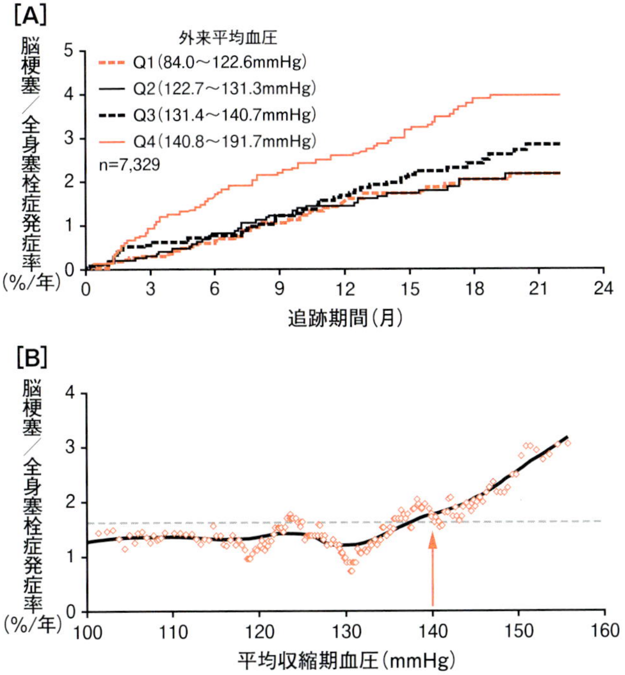

Eur Heart J 2007; 28: 752[42)]

140mmHgにあることが分かります。

- このことはFirst Stepの治療（この場合、高血圧の治療）が不十分ならば、いくらSecond Stepの脳梗塞予防を万全に行っても脳梗塞発症率は低下しないのだということを教えてくれます。

Key Message

血圧コントロールが不十分なら(First Stepの治療が不十分なら)、いくら脳梗塞予防をしても(Second Stepの治療が十分でも)、脳梗塞は思ったほど減少してくれない(患者のアウトカムは良くならない)。

- First Stepの治療とSecond Stepの治療がリンクしている一例ですが、これはLast Stepにも当てはまります。J-RHYTHM II studyでは降圧自体が心房細動発作回数を減少させたことはすでに述べましたね。降圧が十分でない状況では、抗不整脈薬の効果も発揮されないのです。ですからそれまで高血圧や糖尿病の管理をしていて心房細動を発症したならば、なおのこと今まで以上に高血圧や糖尿病の管理を厳しくしてほしいと思います。詳しい内容は各Stepで論じる予定ですが、まずここではその関連性の存在を十分頭に入れてFirst Stepを完全なものにしておきましょう。

どんな時、専門医に紹介する?

- ここまで読まれた方はすでにこの問題についての答えを知っていると思います。心房細動患者には専門医に紹介すべき患者と自信を持って自身が診療できる患者がいるということを。ここでは、それを簡単にまとめておきましょう。

- 第一に紹介すべき患者です。これらの患者は予後の極めて悪いと予想される患者になります。

1) 脳梗塞や一過性脳虚血発作による症状から、初めて心房細動が見つかった患者
2) 心不全を呈して心房細動が見つかった患者

不幸にも以前から心房細動を管理していながら、脳梗塞や心不全を発症してしまう患者も紹介することになりますが、これらの患者数は次章以降に述べるSecond Step、Last Stepの治療をきちんと行えば格段に少なくなります。

- 第二に紹介すべき患者、これはFirst Stepの治療中に同定される患者です。心房細動ではなく、全身のチェック・管理を行っている間に出現してきます。これは、心房細動の治療目的に紹介するというよりも、基礎にある病態の治療を目的とした紹介です。

1) 狭心症、陳旧性心筋梗塞、肥大型心筋症、拡張型心筋症、弁膜症など器質的心疾患を有する患者
2) コントロールできない高血圧症
3) コントロールできない糖尿病
4) 甲状腺機能亢進症

- このうち、1）の判断は少々難しいと思われる方がおられるかもしれません。これは、胸部レントゲンの異常所見（CTR：心胸郭比＞55%）と12誘導心電図所見のうち心房細動以外のQRS波の異常所見で判断すれば（疑いを持ったら紹介するという態度で）十分だと思います。

- 私は、医療の基本はすべての患者を次の三つのグループに的確に判断することだと思っています。私自身は循環器の専門医ですから、循環器疾患の患者は自分で診療することになるのですが、その他の分野に属する病気（例えば消化器疾患など）に出会ったらいつもこの三つのグループのことを考えています。

  1）専門医に紹介しなければいけない患者
  2）自分で治療できる患者
  3）自信を持って放置できる患者

  そしてこの判断が揺れないこと、あるいはこの判断を曖昧なまま漫然と診療しないことが、何よりも患者にとって必要なことと考えています。

Key Message

専門家に紹介すべき患者をあらかじめ頭の中に入れておくこと、これはどの分野でも重要。

- 気付いていただきたいことは、上の基準を当てはめると、心房細動という不整脈を持つ患者の多くはここでいう専門医に紹介すべき患者に該当しないということです。もちろん、Second Step 、Last Stepで専門医に紹介しなければならなくなることもありますが、その時点で紹介すればよいことです。多くの心房細動患者は、Generalistの先生方が自信を持って診療できる患者です。そして、このことはこれまで述べてきた心房細動患者の生命予後が支持してくれるはずです。

患者との対話：何に注意する?

● First Stepの最後に、私が最も重要な要素だと考える点を押さえておきたいと思います。それは、患者教育と医師・患者の信頼関係です。心房細動患者の多くは良い生命予後を示しますが、これには長期にわたる管理が前提となります。生命予後が良いので、結果的に長い管理が必要になるとも言えるでしょう。そして、長期にわたるとどうしても医師・患者ともに甘えや気持ちの緩みが出てくることは避けられないと思います。その時、脳梗塞や心不全が発症してしまう、そんな危険性が頭をもたげてくる感じがしています。このようなことが起こらないようにする防波堤は、患者教育とそれを支える医師・患者の信頼関係をおいて他にありません。一人だと油断してしまいますが、二人で気をつければ危険を回避できる確率が高くなります。その意味では、この二つの要素が心房細動患者の生命予後を底上げする重要な要素であり、First Stepと名付けるに値するものだと考えています。

Key Message

患者に何を伝えて理解してもらうか、
これが心房細動患者の生命予後を支えている。

● 医師・患者の信頼関係については、私から伝えなければならないことは何もありません。それはGeneralistの先生方が日頃から行っておられることだからです。ここでは、その上で心房細動診療について私が留意していることを述べたいと思います。

● 第一に、心房細動があると分かった最初の日に（心房細動に限ると初診ということになります）、十分時間をかけるということです。忙しい日常臨床では最も難しいことです。私の外来にも同じことが当てはまるので、かつては初診時に十分な会話と説明ができないこともありました。そして知ったことは、結局どこかで埋め合わせをしなければならなくなるということでした。逆に言えば、最初にしっかりとした理解が得られれば、その後の長期にわたる診療で時間をかける必要がなくなるばかりか、患者自身の不安感が解消されるということを知りました。心房細動患者は多くの不安感を抱えています。その不安感は解消できないでいるとますます大きなものになってしまう。だからこそ、初めに時間をかけて対処すべきものだと思います。現在、私は「急がば回れ」と思って、初診時にこそ十分な時間をかけるように努力しています。

- 第二に、患者に話させることです。心房細動に関する患者教育を十分に行おうと気負いすぎると、医師側が語りすぎるきらいがあります。話したいことがあるのにしゃべらせてくれないとなると、フラストレーションがたまって相手の話が耳に入ってこない、こんな経験は誰にでもあることと思います。そしてこれと同じことが心房細動患者の気持ちに生じれば、いくら医師が心房細動の説明をしてもそれは無意味になってしまいます。患者の理解を深めるために、まず相手にしゃべらせることです。

- では、何を患者に話してもらうのか? 私は患者が話したいことであればなんでもよいと思っています。そのことだけでも、患者の不安感はいくばくか解消されるのですから。人は話すことで不安感を解消する動物です。心房細動とそれによる脳梗塞に不安感のある患者は多くのことをしゃべるでしょう。その中には心房細動が生じるきっかけが含まれていることもあります。飲酒、睡眠不足、精神的ストレスなどです。それが分かれば、その患者の心房細動治療に役立てることもできるでしょう。

- 第三に、その上で医師が自信を持って心房細動治療の考え方（治療内容ではありません）を伝えることだと思います。その内容は詳細にわたる必要があるかという問いに対しては、〝NO〟と答えます。初診時には、第1章で述べた内容どおり、三つのStepで順々に治療していく、そしてそれぞれのStepが万全なら怖がる必要のない病気なのだということだけ理解してもらえば十分だと思っています。逆にあまり事細かに説明しても患者の頭がパンクしてしまいます。適度な説明こそ、心房細動に不安感のある患者でも、逆に全く不安感のない患者にも通用する説明でしょう。

- 心房細動はすぐ治る病気ではありません。管理する病気です。このことを分かってもらわなくてはなりませんが、これは高血圧、糖尿病、脂質異常症というcommon diseaseと同じことです。しかし、心房細動が異なるのは、血圧、血糖、コレステロールなどの分かりやすい数字がないということかもしれません。患者は治療で良くなっているという自信を持ちにくくなります。だからこそ初めに、数字はなくても、筋道のある治療が存在することを知ってもらうことが重要だと思っています。

Key Message

心房細動患者との対話
初診時に十分な時間をかけること（急がば回れ）
患者にしゃべらせること（患者の耳を開くため）
治療の筋道が存在することを理解してもらうこと（将来のイメージ）
…が重要。

- 患者と医師が協力して管理していく病気、それが心房細動です。これまで私は、患者からのsuggestionで救われたことがたくさんあります。それも、初めに心房細動診療のあり方を理解してもらったためでした。長い診療の間、ケアレスミス、気付かなかったことなどいろいろなことが生じます。医師だけで管理しようとすると大変ですが、心房細動診療に理解のある患者はその時確実に私たちを助けてくれるはずです。

第3章

Second Step
…脳梗塞を予防しよう

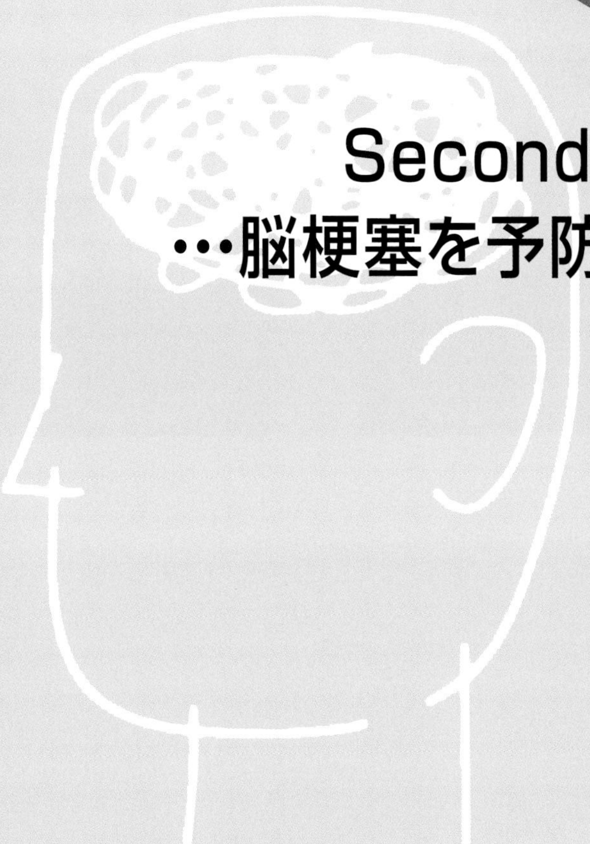

Revolution

When Physicians Meet Patients
with Atrial Fibrillation

悲惨な心房細動塞栓症・脳梗塞

- 心房細動による血栓塞栓症、脳梗塞は、重症となりやすいことはよく知られています。心房内で形成された血栓は大きく、これが心臓から全身に飛んでいくことから生じるので、血管の中枢部で詰まりやすく梗塞になる領域が広汎になるからです。最も頻度の高い塞栓症が脳梗塞ですが、その心房細動による脳梗塞例のCT画像を示します。この写真はその特徴をよく表しています。

心房細動による脳梗塞

（84歳 男性）

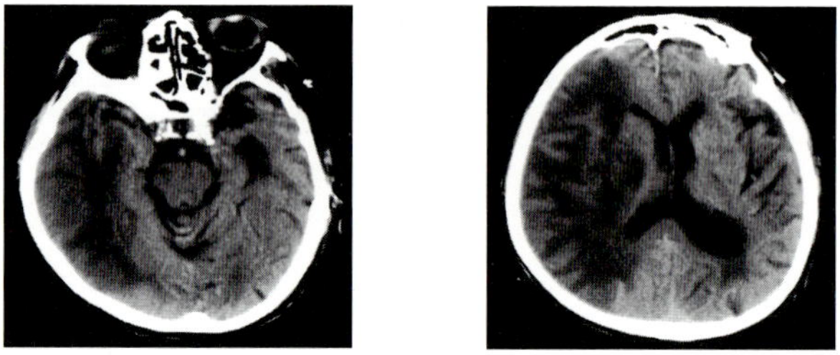

（財）心臓血管研究所付属病院 提供

- このCT画像を見ると「重症だ」とすぐに判断できます。では、いったいどのくらい重症なのか、そのイメージを持っておられるでしょうか? 患者さんの多くは、この病気に罹患した著名人の様子でイメージすることが多いようです。また、医師の頭には「半身麻痺」という言葉が浮かびやすいでしょうか? 確かにそのとおりなのですが、これらのイメージ以上に重症であることを理解しておいてほしいと思います。久山町研究のデータはあらためてその重症さを浮き彫りにしています。

心原性脳梗塞の5年生存率―久山町研究の時代変遷

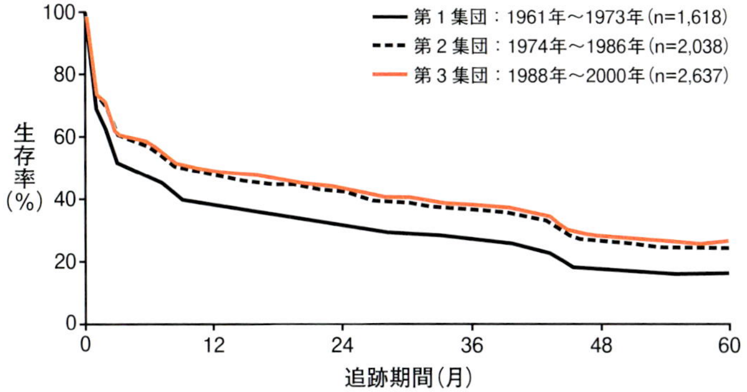

Neurology 2006; 66: 1539[43)]

- この図は心原性脳梗塞患者の生命予後を時代別に示しています。1960年代(第1集団)のデータを見てみましょう。1年生存率は約40%で、罹患すると1年以内に60%もの患者が亡くなってしまう病気だったことが分かります。さすがに40年前のことなので仕方ないかもしれないとあきらめることもできるかもしれません。では、その後の医療の進歩はこの病気の生存率にどのくらいの改善をもたらしたのでしょうか? 1970年代後半(第2集団)のデータを見ると、1年生存率は約50%と10%も増加しました。この間の改善には、病院環境の変化、血圧管理の改善などが影響したものと思われます。では、最近(第3集団)のデータはどうなのか? 驚くことにその後全く改善していないのです[43)]。

- つまり、現在でも、発症すると1年以内に約半数が亡くなってしまう病気であることを再認識しておかなければなりません。幸運に生存できても何らかの神経障害を背負わなければならなくなる患者も多いことはよくご存じでしょう。

- このような心原性脳梗塞患者の退院時の状況を見てみましょう。他のタイプの脳梗塞、アテローム血栓性脳梗塞、ラクナ梗塞の患者と比較してみたものです。多くの患者が退院後介護の必要な状況になってしまうことが分かります[44)]。

脳梗塞病型別重症度

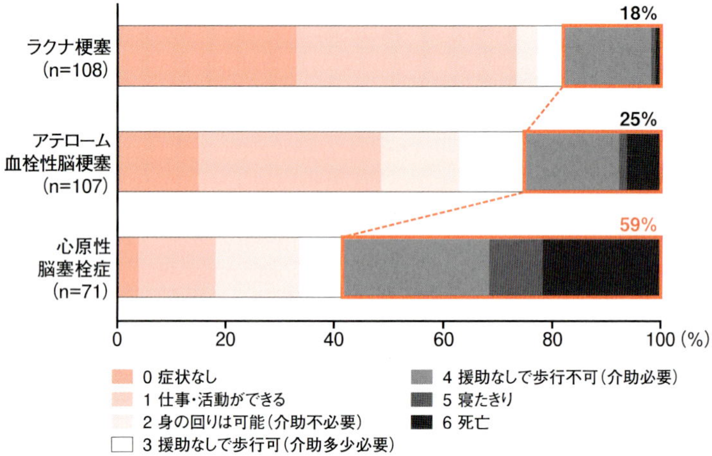

最新医学 2009; 64: 1664[44)]

- 最近ではt-PA（組織プラスミノゲン・アクチベーター）による治療が認可されました。もちろん今後この治療法が生存率の改善に寄与することと期待していますが、問題点は発症して病院にたどり着いた時にt-PAの投与適応となる患者数が限られてしまうことです。

Key Message

心房細動による脳梗塞は、現在でも1年以内に約半数の患者が死亡するという、死亡率の高い疾患である。

- そして、この重症な心房細動による脳梗塞は、それまで不自由なく暮らしてきた患者に突然生じます。本人・家族に大きな衝撃をもたらすことは言うまでもありません。こう考えるとだんだんと恐ろしくなりますが、私たちが認識しなければならない事実はただ一つです。

Key Message

**心房細動による血栓塞栓症・脳梗塞は、一次予防、
つまり発症する前の予防がすべて。**

- 他の領域では多くの疾患でその治療方法が進歩し、一度発症してもその後十分に回復させることができるようになってきました。そのような病気の場合、一次予防と二次予防を段階的に組み立てることができるでしょう。しかし、心房細動に伴う脳梗塞は、二次予防という概念では遅すぎるのです。つまり、元気な心房細動患者を前にした時、いかに将来脳梗塞を起こさせないかを考えなければなりません。心房細動という心電図をどんなにうまく正常の洞調律にしたとしても、患者の脳を護ってあげることができなければ全く医療としての意味がないと言われても仕方ありません。だからこそ、この脳梗塞予防が心房細動診療におけるSecond Stepになるのです。

Key Message

一見元気な心房細動患者、だからこそ、その脳を護ろう。

心房細動はほとんどないのに脳梗塞になる?

発作性心房細動の扱い

- 「慢性心房細動は脳梗塞になりやすいけれども、発作性心房細動は脳梗塞になりにくい」、いつの間にかこんなふうに考えていないでしょうか? 実際に本邦で、行われた脳梗塞予防の実態調査はそんな傾向を明らかにしています。本来は(ガイドライン上)脳梗塞予防をしなければいけない患者に、脳梗塞予防を行わない理由を医師に聞いています。その理由を列挙してみましょう[45]。

医師が脳梗塞予防(ワルファリン投与)を行わない理由

	全例 (n=246)	塞栓症のリスクを有する症例 (n=159)
発作性心房細動	52.0%	47.2%
明白な理由なし	29.7%	30.2%
禁忌症例		
コンプライアンス不良	12.2%	14.5%
肝機能障害	6.5%	4.4%
悪性腫瘍	5.7%	5.7%
活動性潰瘍	5.3%	6.9%
出血性素因	3.3%	4.4%
認知症	2.4%	3.1%
再発性転倒	2.4%	2.5%
動静脈奇形	0.8%	1.3%
上記理由のうちいずれか	18.3%	22.6%

Circ J 2004; 68: 417[45]より改変

- なんと、脳梗塞予防を行わない理由のトップは「発作性心房細動だから」でした。では、どうしてこんなふうに考えてしまうのでしょうか? 考えてみるとそれなりの根拠が三つあるように思います。

1) 時間因子から類推される確率

2) 持続時間から類推される心房内血流低下の程度

3)「発作性心房細動」のイメージ

- 第一の理由はもっともな気がします。発作性心房細動患者はいつも心房細動ではありません。トータルで考えると洞調律の時間の方がむしろ長いのが普通でしょう。まして1年に1回か2回しか心房細動発作を起こさない患者では、脳梗塞なんて起こしそうにない気がします。この感覚は、洞調律である時間と心房細動である時間の想定、比較からなされる確率的な考え方です。

- 第二の理由ももっともです。心房細動でなぜ心房内に血栓ができるのか、これは今まで心房内の血液がよどむからとされてきました。しかし、数時間の心房細動発作ですぐに心房内の血液がよどんで血栓が形成されるというのは考えにくそうです。やはり、いつも心房細動である患者、慢性心房細動でこそ血液のよどみ方も著しい気がします。

- 第三の理由は経験則です。発作性心房細動患者にこれまで多く出会ったけれども、皆脳梗塞なんて起こしていないというこれまでの記憶です。これは理屈より説得力がありそうです。医師の経験則なので、否定しようもありません。

- そして、ここで述べなければならないことは、この三つの理由は「発作性心房細動には脳梗塞予防を考えなくてもよい」という根拠にならないということです。

Key Message

発作性心房細動では脳梗塞が生じにくい、
このイメージはもっともらしい三つの偏見からもたらされている。

● まず下の図を見てください。これは、ペースメーカーが埋め込まれている患者を対象として、脳梗塞になりやすい患者がいるかどうかを調査した研究です[46)]。これらの患者では、心房細動が生じたのかどうか、また生じたのなら何時間くらい持続していたかをペースメーカーがいつもモニターしてくれています。つまり、心房細動の持続時間が正確にモニターできているという条件下での観察研究です。

発作性心房細動の持続時間と塞栓イベント

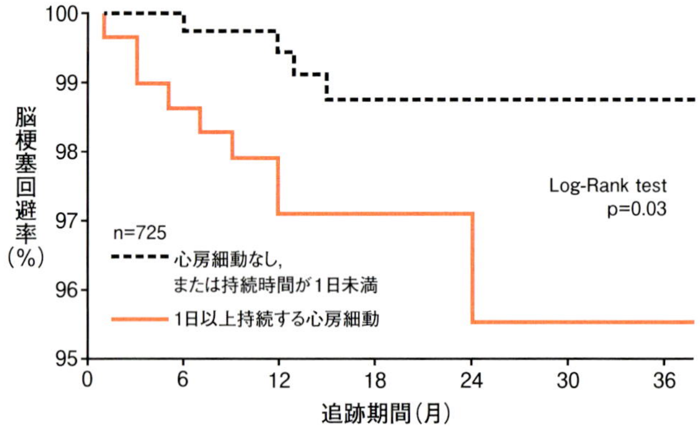

J Am Coll Cardiol 2005; 46: 1913[46)]

● 実線は、1日以上持続する心房細動が記録されている群、点線は心房細動がないか、あってもその持続時間が1日未満の群における脳梗塞回避率です。「なんだ」、と思われるかもしれません。やはり、心房細動の持続時間が短いと脳梗塞になりにくいではないかと。そのとおりです。しかし、気をつけてほしいのは、心房細動の有無、持続時間の判定がペースメーカーに依存しているということです。

● では、次の図を見てください。この図は、やはり同じようなペースメーカーを植え込まれた患者をフォローアップして、どのように心房細動が生じていたかを見たものです。患者数は約110名です[47)]。

無症候性心房細動の存在―ペースメーカー記録から

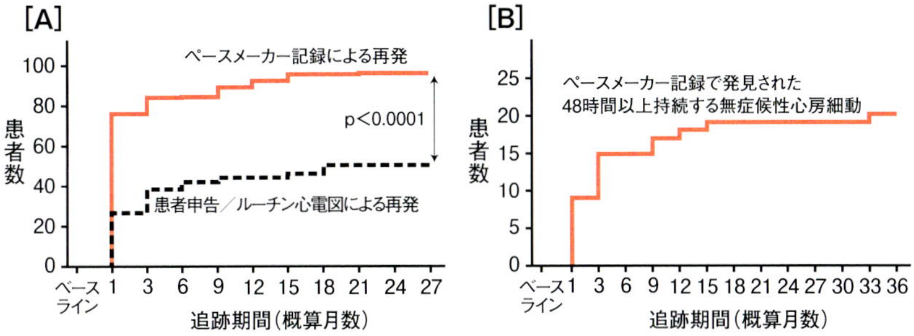

J Am Coll Cardiol 2004; 43: 47[47]

- 図［A］の点線は通常の診療方法、つまり問診と心電図で判定された発作性・慢性心房細動患者数です。そして、実線がペースメーカーのモニターにより発見された発作性・慢性心房細動患者数です。両者は、大きく異なることに気付くでしょう。そうなのです。いくら問診をしても、熱心に心電図を記録しても、心房細動発作はたくさん見逃されてしまいます。図［A］は心房細動全体をカウントしたものですが、図［B］は、通常の診療行為で見逃された2日以上持続する心房細動患者数です。前ページの図で示された、脳梗塞を起こしやすいとされる24時間以上持続する心房細動発作がこんなに見逃されてしまうのです。つまり、真の意味で持続時間の短い心房細動発作は脳梗塞を生じにくいのですが、問診や心電図などの通常の診療行為では「持続時間の短い心房細動しかない」ことを自信を持って診断できないのが実態です。

- なぜ、こんなに見逃してしまうのでしょう。それは、患者も自覚していない無症候性心房細動発作が無数にあるからです。症状がないので、いくら問診をしても、その存在に気付くことはできませんし、その持続時間も分かりません。私は、発作性心房細動が記録された24時間心電図記録を一生懸命集めたことがあります。150本の24時間心電図記録の中に407回の心房細動発作が記録されていましたが、症状を伴っていた発作はこのうち118回（29%）に過ぎませんでした。さらに、このうち25回は心房細動発作が始まった時の自覚はなく、時間が経って頻脈になった時に症状が生じていました[48]。
つまり、心房細動発作は無症状であることが多いだけでなく、たとえ症状があってもそれが心房細動の発症に一致している保証はないのです。

Key Message

無症候性心房細動発作がある、しかもその持続時間すら分からない。この状態で、発作性心房細動だから脳梗塞予防をしなくてよいと断言できるか?

- それでも発作性心房細動なのだから、心房内での血液のよどみ方は慢性心房細動よりましなのではないか、という淡い期待を抱いてしまうかもしれません。しかし、ここでもう一つ知らなければならないことは、心房内血栓形成の要因は、心房内血流の低下だけではないということです。Virchowの三徴という言葉を覚えておられると思います。これは、血栓の形成には、血液の凝固性、血管内皮機能、血流という三つの要素が重要だということを教えてくれています。そして、最近ではこの三つの要素がいずれも心房内血栓形成においても重要な役割を果たしていることが証明され始めました。つまり、心房内の血液がそれほどよどんでいなくても、血液の凝固性や心房内皮機能によっては血栓が形成されてしまう可能性があることを意味しています。

- これで、初めに述べた、発作性心房細動では脳梗塞になりにくいというもっともらしい理由の二つの足元が崩れ始めたはずです。そして、最も否定の難しい第三の理由に迫りましょう。経験則には経験則で対処するしかありません。

- 心房細動患者を対象としてACTIVE Wという大規模臨床試験がなされています。これは、抗血小板薬(アスピリン、クロピドグレル)と抗凝固薬(ワルファリン)のいずれが優れているかを検討した研究ですが、この研究の登録患者に発作性心房細動と慢性心房細動が含まれています。

発作性心房細動患者と慢性心房細動患者の脳梗塞発症率
（ACTIVE W trial）

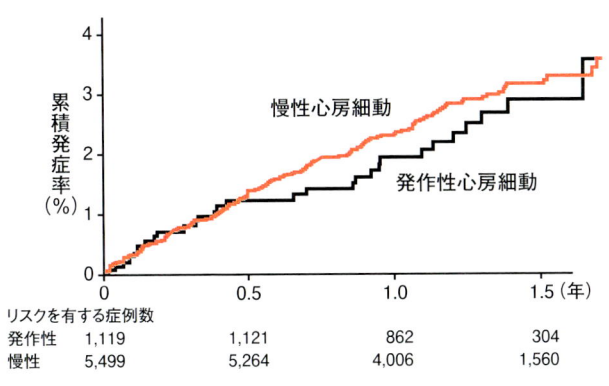

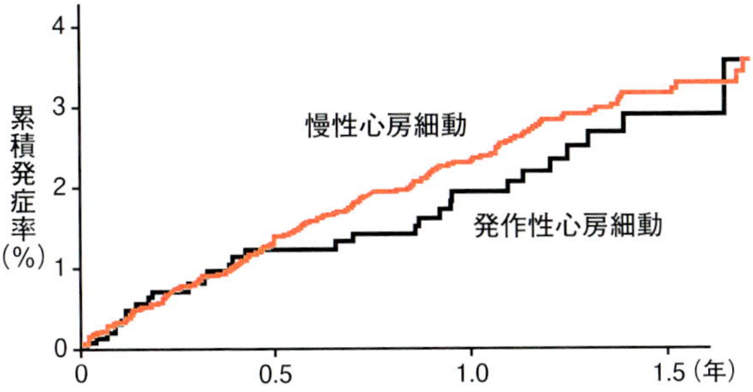

リスクを有する症例数

発作性	1,119	1,121	862	304
慢性	5,499	5,264	4,006	1,560

J Am Coll Cardiol 2007; 50: 2156[49]

- この図は脳梗塞の発症率を、発作性心房細動患者と慢性心房細動患者で比較したものです。これらの診断は私たちが通常行う問診と心電図でなされ、経過観察中にも同様の診療がなされています。そして、結果的には、発作性心房細動と慢性心房細動の間に脳梗塞発症率の差は全くなかったのです。この事実は真摯に受け止めなければならないと思います。また、これは、第三の理由は十分な根拠とならないことを示すばかりでなく、第一、第二の理由にこれまで述べてきたような盲点があることを支持する所見だと思います。

Key Message

臨床データを科学的に解析すると、発作性心房細動と慢性心房細動の間に脳梗塞発症率の違いはない。

- 最後に一言、なぜ発作性心房細動患者には脳梗塞が少ないという記憶があるのでしょう。本当のところは分かりませんが、私には「診ている患者が違う」という気がします。かつて、発作性心房細動といえば比較的若い患者が多かったように思います。発作性心房細動は若年者、慢性心房細動は高齢者といった感覚です。この場合は、発作性だからというより、若年者だから脳梗塞が生じにくかったのではないでしょうか? しかし、今や高齢者の発作性心房細動患者もありふれているのが実態だと思います。時代背景、社会の高齢化の要素があるような気がしてなりません。

Key Message

現在の高齢化社会では、心房細動の脳梗塞予防は心房細動のタイプ(発作性・慢性)によらず実行しよう。

- つまり、このSecond Stepでも心房細動が記録された心電図をどのようにするか、あるいは用いるかという視点は全く不要になります。頭から解き放ちましょう。

心房細動があれば みんな脳梗塞になる?

脳梗塞予備軍の便利な判定法

● 発作性心房細動でも慢性心房細動でも同じように脳梗塞になる可能性があると聞くと、心房細動患者はすべてしっかりと脳梗塞予防をしなければいけないかのような気になってしまいます。しかし、そんなことはありません。心房細動患者は多様です。脳梗塞になりやすい患者となりにくい患者が混在しています。脳梗塞になりにくい患者をつかまえて「脳梗塞になるかもしれない」と半ば脅すようなことは賛成できません。

● 脳梗塞になりやすい患者を的確に見分けて、しっかりと脳梗塞予防をする、そんなメリハリのある医療を行いたいものです。では、どのように見分ければよいのでしょうか? これについては数多くの論文が発表されています。その内容すべてが同一であればよいのですが、若干異なっているために少々混乱してきたのが実態かもしれません。そしてさらに、日本人を対象としたデータは極めて少なく、また患者数が少ないために信頼性 (confidence interval) という点で不十分なのです。

● では、どうすればよいのでしょう? 心房細動患者数を考えると、私は脳梗塞になりやすい患者を見分ける簡便性、またそうであることを患者に説明できる説得性、という二点を重要視しています。データにまだ十分な信頼性がないことを理由に脳梗塞予防をしなくてよいわけではありませんし、患者の選別法が (時間がかかるような、忘れてしまいそうな) 難しいものであれば、忙しい診療の間に応用できないからです。

- そして、私が、簡便でかつ最も患者に対して説得力を持つ見分け方と考えているもの、それがCHADS$_2$スコアと呼ばれているものです[50)]。これは患者の背景因子によって決定されるスコアで、患者ごとに点数がつきます。
CHADS$_2$はそれぞれ患者の背景因子の頭文字をとったもので、以下のように記されます。

C：Congestive Heart Failure（心不全）
H：Hypertension（高血圧）
A：Advanced Age ＞ 75（75歳以上）
D：Diabetes Mellitus（糖尿病）
S：History of Stroke（脳梗塞・一過性脳虚血発作の既往）

C/H/A/Dはそれぞれ1点、Sは2点として（そのためCHADS$_2$とSの後ろに2という数字がついています）、各患者の因子の有無に応じてすべてを加算することになります。つまり、これらの因子が全くない患者は合計0点、全部を有する患者は合計6点になり、すべての心房細動患者について簡単な問診だけで0～6の点数がつくことになります。日常臨床で行いやすい簡便な方法と言えます。

Key Message

脳梗塞の危険性を反映する簡便なスコア：CHADS$_2$スコア。

- では、この点数と（脳梗塞予防をしない場合の）年間の脳梗塞発症率の関係を見てみましょう。

CHADS$_2$スコア別の年間脳梗塞発症率

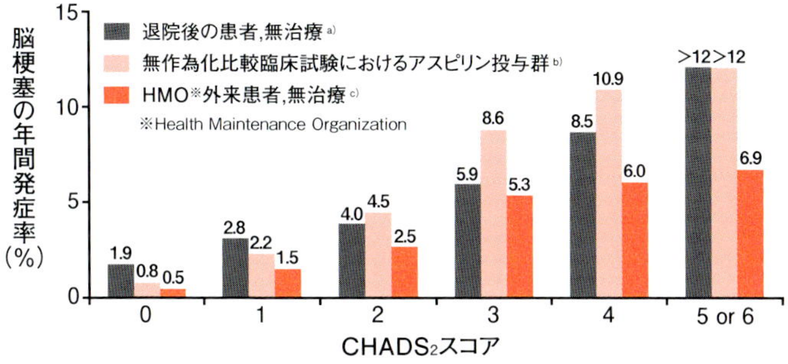

a)JAMA 2001; 285: 2864[50]　b)Circulation 2004; 110: 2287[51]　c)JAMA 2003; 290: 2685[52]を基に著者作成

- 報告によって若干数字は異なりますが、CHADS$_2$スコアが増加すると年間脳梗塞発症率は漸増していることが分かります。そして、患者のCHADS$_2$スコアのほぼ2倍が年間脳梗塞発症率（%）になっています。患者にも分かりやすい数字として提供することができます。

Key Message

CHADS$_2$スコアの増加とともに、
無治療における年間脳梗塞発症率が増加する。

- では、CHADS$_2$スコアの何点以上が脳梗塞発症の危険性が高いハイリスク患者、あるいは発症しにくいローリスク患者なのでしょうか? これは個人の価値観にも依存するのですが、私は次のように考えています。

CHADS$_2$スコア

0点：脳梗塞を発症しにくいホワイトゾーン（脳梗塞予防不要）

1点：脳梗塞発症の危険度中くらいのグレーゾーン（脳梗塞予防が必要?）

2点以上：脳梗塞発症の危険性が高いブラックゾーン（脳梗塞予防が必須）

● では、実際のところ心房細動患者のCHADS$_2$スコアはどのような分布なのでしょう。最近の欧米におけるデータを示します[53)]。CHADS$_2$スコア2点以上の患者が心房細動患者全体の約半数であることが分かりますね。一応頭に入れておきましょう。

心房細動患者のCHADS$_2$スコア分布

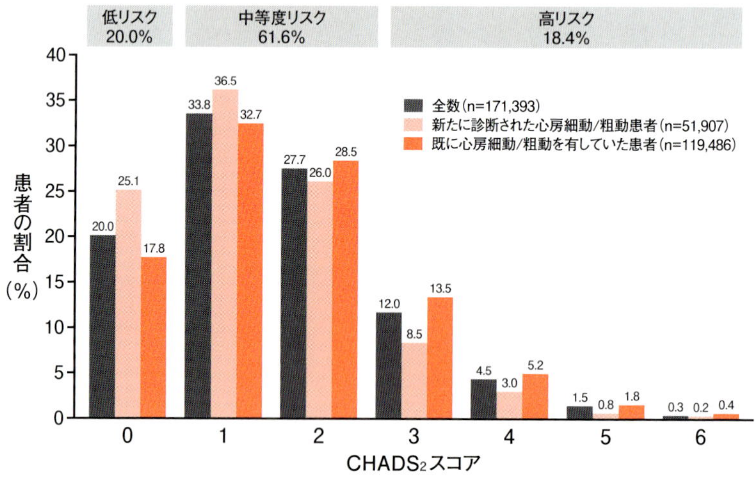

Am J Med 2010; 123: 446[53)]

Key Message

心房細動患者には脳梗塞予防が必要な患者と
不要な患者が存在する。

● CHADS$_2$スコアについては、こんなに簡単に患者の脳梗塞発症率を分かったかのように語ってよいのかという批判があります。例えば、弁膜症や肥大型心筋症は脳梗塞のリスクになるのですが、反映されていません。あるいは、日本人を対象としたCHADS$_2$スコアと無投薬時の脳梗塞発症率のデータは乏しいのが実際です。しかし、前者に関しては循環器専門医が診療すべき患者でしょう。また、後者に関しては、今になって日本人における無投薬時の脳梗塞発症率を同定することはもはや不可能だと思います。それより、脳梗塞予防を行わないで、重症な脳梗塞になってしまった患者がいかに多いかという実態に目を向けたほうがよいでしょう。

- （社）日本脳卒中協会のまとめた『脳卒中データバンク 2009』[54]によると、心房細動を伴った脳梗塞患者のうち、発症前に脳梗塞予防がなされていた患者は約10数%にとどまっていました。つまり、現在生じている心房細動に伴う脳梗塞はほぼ手付かずのまま発症していると言えそうです。予防しなければいけなかった患者が多数いること、これは大きな反省点です。

Column ｜ ガイドラインとCHADS$_2$スコア

ここでCHADS$_2$スコアに基づいて抗凝固療法を施行するという治療方針と、現在のガイドラインが推薦する脳梗塞予防法の関係を調べておきましょう。

現在の日本循環器学会の『心房細動治療（薬物）ガイドライン（2008）』[2]では、危険因子の有無と年齢により抗凝固療法の適応を決めています。危険因子として、脳梗塞・一過性脳虚血発作の既往、心不全、高血圧、糖尿病、が挙げられ、脳梗塞・一過性脳虚血発作の既往がある場合、あるいは他の危険因子が二つ以上ある場合にはワルファリン投与が望ましいとされ、一つある場合でもワルファリン療法を考慮可としています。

つまり、現在のガイドラインは、CHADS$_2$スコア2点以上の例でワルファリン投与を強く勧め、1点でも考慮可としていると考えればよいでしょう。私自身もCHADS$_2$スコア1点以上の患者には、原則的にワルファリンの投与を行っています。

脳梗塞予備群には、アスピリンで十分?

- ここまでで、脳梗塞予防をしなければならない心房細動患者像を把握しました。発作性・慢性心房細動にかかわらず、$CHADS_2$スコアが2点以上の患者です。ではこれらの患者に対して、どのように脳梗塞を予防すればよいのでしょうか? これまで、長くアスピリンが用いられてきた歴史がありますが、それで十分なのでしょうか?

- 結論から述べましょう。必要な脳梗塞予防は抗凝固療法です。アスピリンは、心房細動による悲惨な心原性脳塞栓症には無効と考えます。
そうは言っても、これまでアスピリンが20%程度脳梗塞の発症率を低下させると聞いた人がいるかもしれません。しかし、そのデータは欧米のもので、かつアスピリンの投与量は200〜300mg/日と日本では通常用いられない用量のものです。

- それでは日本のデータを見てみましょう。JASTという無作為化比較試験では、日本人心房細動患者を対象にアスピリン81〜200mg/日の投与が、無投薬群と比較して脳梗塞発症を減少させるかどうかを検討しています(右ページ上)[55]。

アスピリンは脳梗塞を減少させない
（JAST）

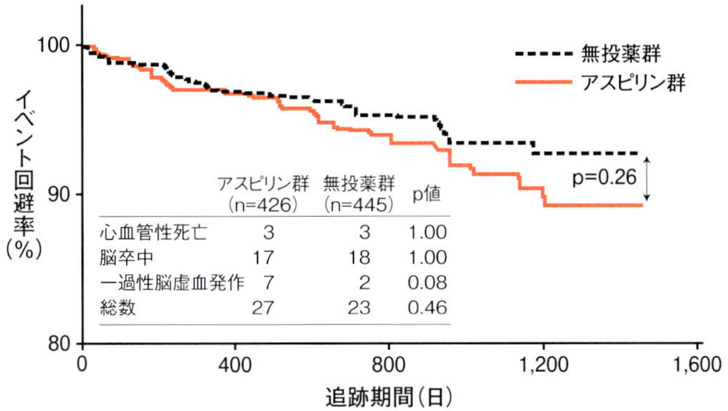

	アスピリン群（n=426）	無投薬群（n=445）	p値
心血管性死亡	3	3	1.00
脳卒中	17	18	1.00
一過性脳虚血発作	7	2	0.08
総数	27	23	0.46

Stroke 2006; 37: 447[55]より改変

- 図を見てお分かりのとおり、日本人心房細動患者を前にしてアスピリンは脳梗塞を全く減少させない、むしろ出血性事故を増やしてしまう可能性がある、これがこの研究の結果でした。

- 欧米においても、ワルファリンによる抗凝固療法ではなく抗血小板療法で十分なのではないかという期待の下にACTIVE W trialが行われました。この研究では、抗血小板療法群（アスピリン+クロピドグレル）における脳梗塞発症率が抗凝固療法群（ワルファリン）に比較して有意に高かったために早期中止となっています（次ページ図）[56]。

抗血小板療法併用と抗凝固療法の比較
（ACTIVE W trial）

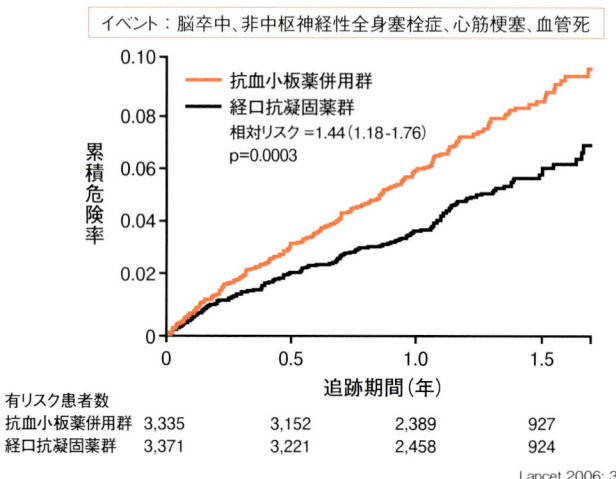

イベント：脳卒中、非中枢神経性全身塞栓症、心筋梗塞、血管死

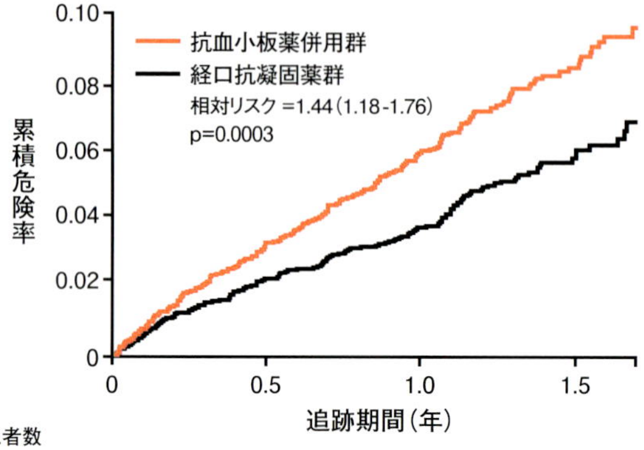

有リスク患者数				
抗血小板薬併用群	3,335	3,152	2,389	927
経口抗凝固薬群	3,371	3,221	2,458	924

Lancet 2006; 367: 1903[56]

● もう少し具体的な理解のために…ACTIVE W（アスピリン+クロピドグレルvs.ワルファリン）[56]とACTIVE A（アスピリン+クロピドグレルvs.アスピリン）[57]での脳卒中年間発症率を見ておきましょう。いずれの試験も平均$CHADS_2$スコアが2点の欧米人を対象としています。過去のデータから無治療の場合、約4%の脳卒中発症率が見込まれる集団です。

ACTIVE W：	アスピリン+クロピドグレル	2.4%／年
	ワルファリン	1.4%／年
ACTIVE A：	アスピリン+クロピドグレル	2.4%／年
	アスピリン	3.3%／年

二つの試験で抗血小板薬併用群での発症率が同じであるという再現性に驚くと同時に、あらためてワルファリンの素晴しい有効性も感じることができるでしょう。

- このように、これまでのエビデンスは、悲惨な心原性脳梗塞を予防する手段は、ワルファリンによる抗凝固療法以外にないことを何度も教えてくれています。そしてJAST研究は、特に日本人においてそれがよく当てはまるということを示しました。このことは、しっかりと認識しないといけないと思います。

Key Message

心房細動による心原性脳梗塞を予防する手段として
アスピリンでごまかすという考え方は捨てる。
必要なもの、それはワルファリンによる抗凝固療法である。

- ちなみにワルファリンに関しては、数々の大規模臨床試験がなされており、intention to treat解析で約70%も脳梗塞が減少することが証明されています[58),59)]。さらにこの数字はワルファリンの強度が適切に維持された場合に（on treatment解析）80%を超える驚異的な減少率になることも知られているのです[59)]。

- 次の問題は、ワルファリンの強度になります。現在はPT-INR（プロトロンビン時間―国際標準比）という指標でワルファリンの強度を表すのが通常ですが、この至適強度が欧米のガイドラインと日本のガイドラインで異なる、また日本のガイドラインでは年齢に応じて異なる、という複雑な状況があります。しかし実際のところ、患者各人に合わせて至適強度を変化させることは理想的なものの、日常臨床では困難なように思います。
個人的にはもっと簡便で理解しやすい至適強度が日常診療で求められる気がしています。

- そこで、私自身の個人的な目標PT-INRを示します。私は、国立循環器病センターから報告されているデータ[60)]をもとに、年齢にかかわらずPT-INRが1.6～2.6の範囲に収まるような予防を実践しています。

PT-INRと脳梗塞・大出血

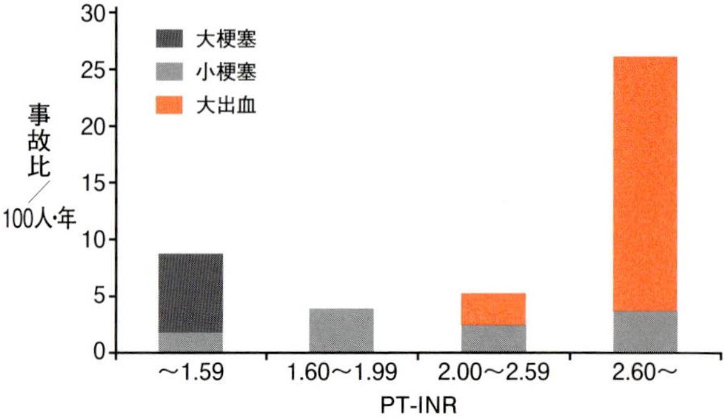

Intern Med 2001; 40: 1183[60)]

- このデータは心房細動患者で脳梗塞の既往を有する患者を対象とした二次予防の研究ですので、一次予防にそのまま当てはめてよいかどうかの問題はあります。しかし、1.6を下回れば大きな脳梗塞が発症しやすいこと、また2.6を上回ってくれば大出血が起きやすくなることが医師・患者ともに理解しやすい形で提示されていると思います。

Key Message

ワルファリン療法における至適PT-INRは
1.6～2.6（目標2.0）が妥当な数字と考えていいだろう。

Column ｜ ワルファリンの効果：人種差はあるのか？

ワルファリンの投与量あるいは効果には人種差があることが知られています。

1) 一般的にアジア人では他の人種に比べて同じPT-INRを達成するために必要なワルファリン投与量が少ないとされています。この原因にワルファリンの代謝酵素であるCYP2C9あるいはワルファリンの作用する*VKORC*遺伝子に多型性があり、人種によってその多型性の分布が異なることがその一因として指摘されていますが、まだ謎に包まれています（ちなみにワルファリン投与量は個人差が大きいことが知られていますが、この二つの遺伝子の影響があります。それでもその関与の程度はせいぜい50%程度であり、他の多くの要因があるとされています）。

2) ワルファリン投与時の頭蓋内出血の頻度が人種によって大きく異なることが報告されています[61)]。PT-INRを2.0〜3.0にコントロールした場合の頭蓋内出血の頻度を見てみましょう。これは米国でなされた研究です。

ワルファリンによる
頭蓋内出血発生
リスクの人種差

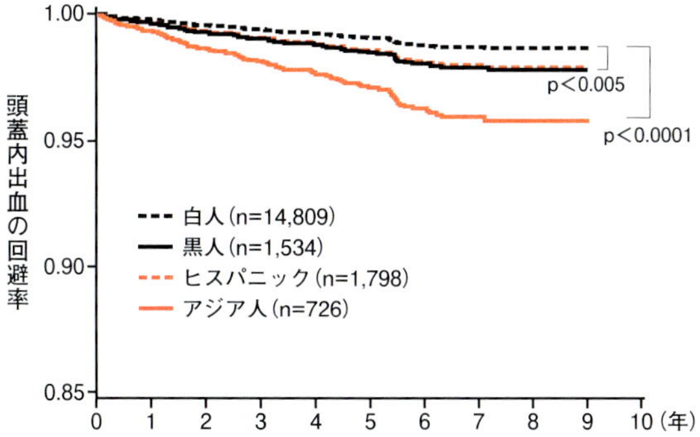

J Am Coll Cardiol 2007; 50: 309[61)]

日本人は含まれていませんが、白人とアジア人で頭蓋内出血の年間発症率が大きく異なることが分かります。私が、現在でも年齢にかかわらずPT-INR目標を2.0（1.6〜2.6）に設定している理由はここにあります。

残念なことに日本人におけるワルファリンの適切使用に関するデータはまだ十分とは言えません。現在J-RHYTHM Registryという登録研究が行われており[62)]、日本人におけるワルファリン投与の実態および患者のアウトカムが調査されています。近い将来、このような新しい日本人の大規模データが積み重なった時に、より明確な日本人にとってのワルファリン投与のあり方が提起されるのではないかと思います。

Column｜アスピリンはどのような位置付け？

心房細動患者に対してアスピリンは全く無意味なのでしょうか? ACTIVE W、ACTIVE Aの試験結果は満足とは言えないまでも少しは脳梗塞を減少させているように見えます。

心房細動患者の脳梗塞はすべてが心原性脳梗塞ではありません。現在の心房細動患者は高血圧や糖尿病などの動脈硬化性疾患を合併していることが多いので、アテローム血栓性脳梗塞やラクナ梗塞も起こるのです。従って、抗血小板薬は心房細動患者においても心原性以外の脳梗塞を減少させているのでしょう。しかし、心房細動患者において生じる可能性がより高く、生じた場合より悲惨な脳梗塞が心原性脳梗塞なので、これをまず一番に予防すべきだと考えるのが普通の感覚だと思います。

SPAFI-Ⅲという臨床試験に登録された心房細動患者の脳梗塞内訳が示されています[63)]。217件の脳梗塞の内訳は52%が心原性、24%が非心原性、残りは不明ということでした。抗血栓療法を行わなかった群に比べて、ワルファリン投与群では心原性脳梗塞が減少し、アスピリン投与群では非心原性脳梗塞が減少していました。心原性脳梗塞は非心原性脳梗塞に比較して重症であり、この心原性脳梗塞の発症率に限定するとワルファリン群ではアスピリン群に比べて83%も減少していたということです。

ワルファリンの効果は脳梗塞予防にとどまらない!?

- ワルファリンが心房細動患者における脳梗塞予防において極めて重要なツールであることは理解できたでしょう。しかし、ことはこれで終わらないのです。この薬物は、心房細動患者がもしもの時にもその生命や生活を守ってくれるのです。

- 心房細動患者が脳梗塞を起こすと予後が不良であることはすでに述べましたが、その予後は、脳梗塞入院時のある一つの指標で大きく異なってしまうことが知られています。それは、入院前のワルファリン投与の有無、そして入院時のPT-INRなのです。不幸にも脳梗塞を起こしてしまった心房細動患者の予後をこの指標に従って検討した研究を示します[64)]。この研究は欧米のものであり、PT-INR 2.0〜3.0を適切な治療域としています。

非弁膜症性心房細動患者における脳梗塞発症後30日間の生存率

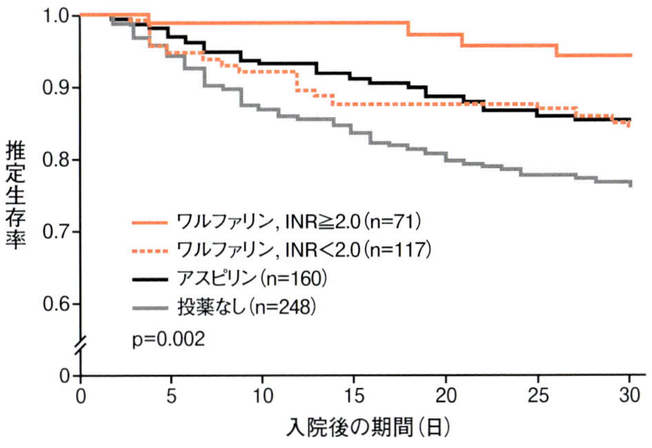

N Engl J Med 2003: 349; 1019[64)]

● 驚くほど異なる予後です。無投薬で生じた脳梗塞の1ヵ月後死亡率は約25%にも上ります。アスピリン、あるいは治療域に達していないワルファリン投与患者ではまだましとも言えるかもしれません。しかし、ワルファリンが投与されかつきちんとコントロールされていた患者の予後は比べものにならないほど良いことが分かるでしょう。

Key Message

ワルファリンは心房細動患者の脳梗塞予防だけでなく、
脳梗塞を発症した時の生命の支えにもなってくれる。

● このワルファリンの効果は生命に対してだけではありません。命は永らえても介護が必要な状況では本人・家族が困ります。そして、ここでもワルファリンは退院後の生活を支える治療薬となってくれるのです。この図は脳梗塞を起こした心房細動患者の退院時の状況を示したものです[65]。この図の「重症」は自立生活不能な状況、「軽症」は自立生活可能な状況と考えていただいて構いません。

脳梗塞重症度とワルファリン

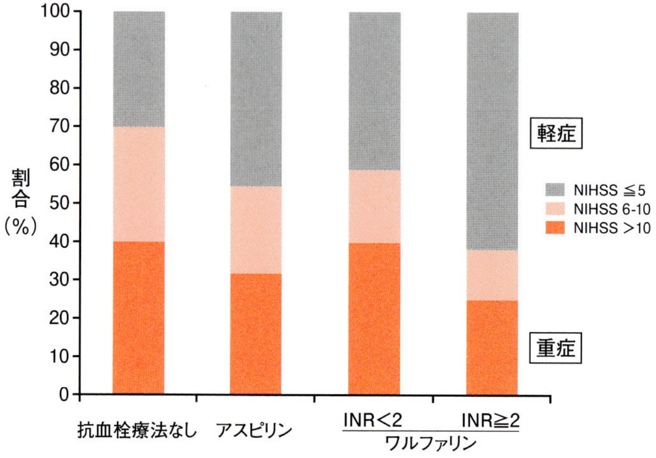

NIHSS: National Institute of Health Stroke Scale

Am J Cardiol 2010; 105: 411[65]より改変

- 脳梗塞を起こした時、不十分な抗血栓療法しか受けていなかった患者では退院時に約30～40%の患者しか自立生活ができていません。それに対してコントロールされたワルファリン投与を受けていた患者では60%以上が自立生活可能な状況で退院できていることが分かります。

Key Message

**ワルファリンは不幸な脳梗塞を起こした後の
生活の支えにもなってくれる。**

- 実際に、私の外来に通院していながら、その経過中に心原性脳梗塞を起こした患者さんたちがいます。その多くの方が、現在も元気に私の外来に通院しています。ワルファリンが投与されていなければ…全く違った状況になっていたことでしょう。

Column ｜ ワルファリンと心筋梗塞

一見関係のないことのように見えますが、ワルファリンには心筋梗塞予防効果もありそうです。洞調律では、現在アスピリンを用いることが一般的ですが、このことはワルファリンに心筋梗塞予防効果がないとも思わせてしまいます。また、「動脈血栓にはアスピリン、静脈血栓にはワルファリン」という単純な理論はそれを助長します。

2002年にアスピリン、ワルファリン、両者の併用の無作為化比較試験が報告されています[66]。

ワルファリンの心筋梗塞予防効果

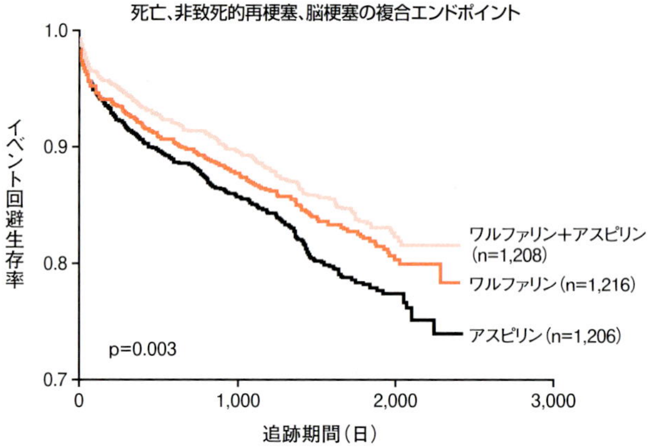

N Engl J Med 2002; 347: 969[66]

ワルファリンに心筋梗塞予防効果があることは確実ですね。

ただし、ワルファリンには大出血が多いので洞調律患者におけるメリットがないと判断され、現在用いられていないのでしょう。実際に心房細動患者を対象としたメタ分析では、アスピリン1.0%/年、ワルファリン0.7%/年とワルファリンが心筋梗塞発症率を有意に減少させることが報告されています[67]。

PT-INRコントロール：難しいが理想を目指す

- ワルファリン投与を実際に行ってみると、「言うは易し、行うは難し」を実感することになります。決まった一定量を投与するのであれば簡単なのですが、毎回診察時に採血してPT-INRを見ながら、投与量を微調整するという仕事が待っています。私の外来では、約3分の2の患者はPT-INRがばらつかず治療域（1.6～2.6）に入っているのでワルファリン投与量も一定ですむのですが、残りの約3分の1の患者では頻回に投与量を上下動させています。

- かつては、ある程度治療域からはずれることも仕方ないと思っていました。どちらかといえば、PT-INRが2.6を超えないように注意していたというのが本当のところかもしれません。
しかし時代が推移し、ワルファリン投与の有効性が日増しに明らかになる中で、「投与するか、しないか」ということではなく、その「投与の質」が問われるようになってきました。本音を明かせば、厳しすぎるなぁとも感じているのですが…。

Key Message

ワルファリンは投与の有無ではなく、投与の質が問われる時代に。

● では、どのようにワルファリン投与の質を測るのでしょう。

現在、この質は、Time in Therapeutic Range(治療域に入っている時間:略称TTR)という概念を用いて定量化されるようになりました[68]。例えば1年間ワルファリン投与を行っている患者がいるとしましょう。1ヵ月に1回PT-INRを測定したとすれば、次のような図を描くことができます(ここでは治療域をPT-INR 1.6〜2.6とします)。測定したPT-INRを時系列に直線で結んでいくわけです。ここでは、治療域に入っていた時間が実線、治療域から逸脱した時間が点線で表されています。自分がこの患者を診ていた1年の中で実線の望ましい時間がどれほどであったのかを%表示して、その患者のTTRとするのです。

TTR(Time in Therapeutic Range)の考え方

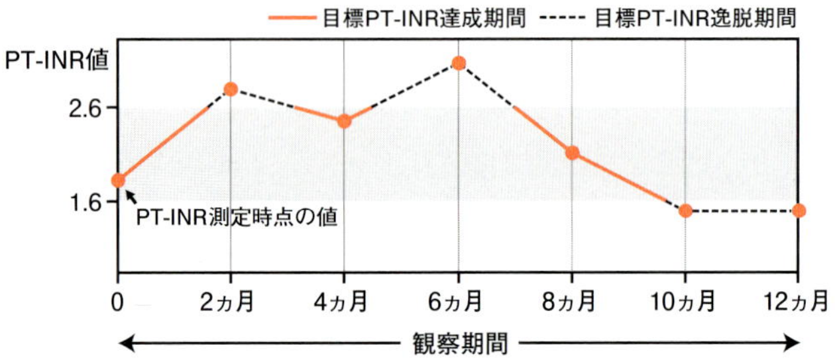

● 例えば、12回のPT-INRがすべて1.6〜2.6の間にあるのであれば、TTRは100%となります。逆に毎回PT-INRが1.2〜1.5程度であれば、治療域に入っている時間は全くなく、TTRは0%となるわけです。ワルファリン投与は大前提となり、さらにその投与の質が定量化されたわけです。

● では、このTTRと心房細動患者のアウトカムを図示しましょう。

TTRの値から見た脳梗塞発症率：ワルファリン非投与群との比較

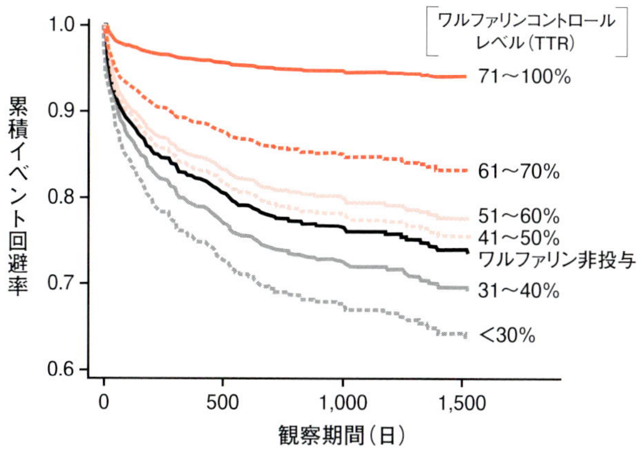

対象：脳梗塞の中等度およびハイリスク（CHADS$_2$≧2）の非弁膜症性心房細動患者（n=486）
Cox比例ハザードモデル

Thromb Res 2009; 124: 37[69)]

● これは観察研究からもたらされた結果ですが、脳梗塞発症率がTTRに依存していることが極めて明瞭です。患者の転帰が、どのように日頃きちんとワルファリンを投与しているのかによって大きく異なってしまうわけです[69)]。この図からは、TTRは70%以上が望ましく、少なくとも60%以上は保つことが必要だということが分かります。

- 大規模臨床試験でも同じようなTTRに関する数字が提示されています。これはACTIVE W trialのサブ解析ですが、TTRが65%以下の患者では抗凝固療法の有効性が十分に発揮されず、抗血小板薬の併用とあまり変わらなくなってしまうことが報告されています[70]。

TTR65%で分かれるイベント発生率
(ACTIVE W trial)

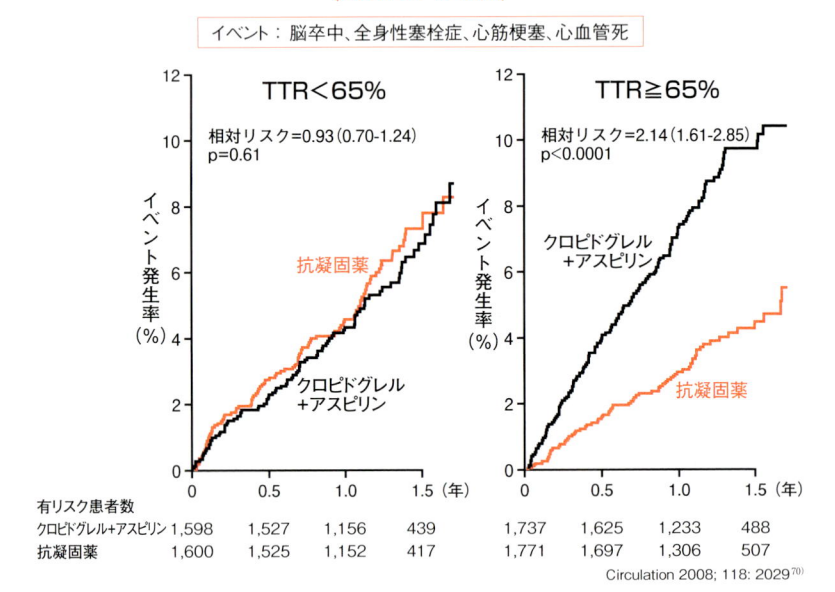

イベント：脳卒中、全身性塞栓症、心筋梗塞、心血管死

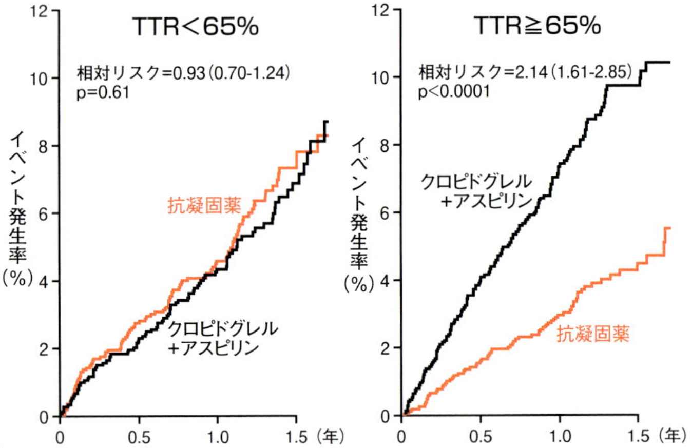

有リスク患者数								
クロピドグレル+アスピリン	1,598	1,527	1,156	439	1,737	1,625	1,233	488
抗凝固薬	1,600	1,525	1,152	417	1,771	1,697	1,306	507

Circulation 2008; 118: 2029[70]

Key Message

ワルファリン投与の質：
難しいけれども治療域に向かって頑張ろう！

Column ｜ 実臨床でのTTRはどの程度なのだろう？

では、TTRは実臨床でどの程度の数字なのでしょうか?

現在の日本ではガイドラインに示された治療域に従ってTTRを計算する必要があるので、少し煩雑です。日本のガイドラインでは、70歳未満ではPT-INR 2.0～3.0、70歳以上では1.6～2.6となっているからです。この数字に従って筆者がある1ヵ月間に診た患者のTTR平均値は…なんと58%にしかなっていませんでした。劣等生と認めざるを得ません。これは私自身が治療域を年齢にかかわらず1.6～2.6と設定していることが、その一因です。ちなみに1.6～2.6でTTRを計算すると78%になっています。

全世界でのTTRはどうなのでしょう。下図はRE-LY trialという新規抗血栓薬に関する臨床試験でワルファリンに割り付けられた患者の各国別TTRを示したものです[71]。TTRを高く維持することはやはり難しいことが分かります。

各国の平均TTR
(RE-LY trial)

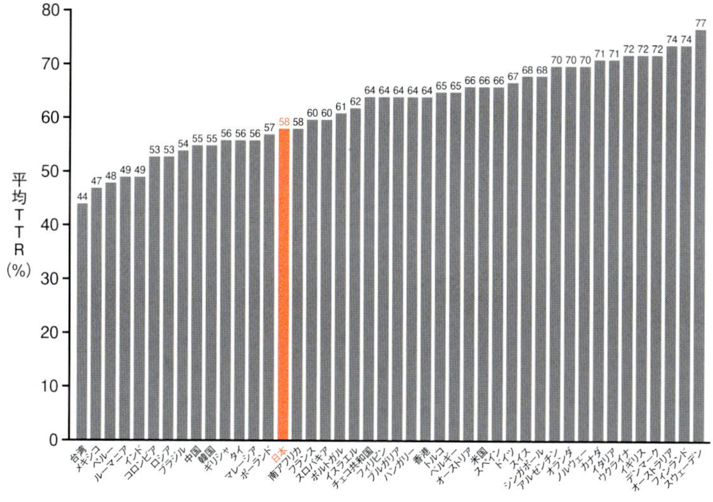

Lancet 2010; 376:975[71]

ワルファリンの上手な使い方

- ワルファリンによる抗凝固療法、そしてその投与の質が重要だと理解できても、実際にそれを実行することは…と思われるかもしれません。そこで、どのようにワルファリンを使うのかについて述べておきましょう。ワルファリンを使うにあたっては、

  1）説明と同意

  2）ワルファリンの導入

  3）ワルファリンの維持

  という三点を押さえておきたいと思います。

1）説明と同意

- ワルファリンは医師・患者の両者にとって厄介な薬物であることは間違いがありません。医師にとっては、大出血の危険性、頻回のモニタリング、投与量の調節、患者にとっては、食事制限、他の薬物との相互作用、コンプライアンスなど面倒な問題があります。そして、この投薬は一生続くのです。誰も自然には積極的になれない、受け入れられない、だからこそ導入前の説明と患者サイドの同意が何よりも重要だと思っています。

- 私自身は説明にできるだけ数字を用いるようにしています。数字で示さなければ実感が伴わないからです。まず、放置した場合の年間脳梗塞発症率を$CHADS_2$スコアから推定します。この数字は患者サイドに将来のイメージを作ります。その上で、ワルファリンによって（服用すると決めた患者で…intention to treatで）約70%、（うまくコントロールできれば…on treatmentで）80%を超える脳梗塞発症率の低下があることを話します。患者各人の自然発症率に掛け算をして示すと、理解がたやすくなるでしょう（アスピリンについて聞かれた場合には、約20%の発症率低下があると話しています。実際は効果がないと伝えてもよいのですが、大枠で効かないことは伝わっているでしょう）。副作用として

の大出血はワルファリンで年間約1%として、先ほどの数字に足し算をして、放置した場合の年間脳梗塞発症率と比較して示します。

例）CHADS2スコア2点の患者の場合

—放置した場合の脳梗塞：～4%

—ワルファリン服用時

脳梗塞：4%×30%＝～1.2%
大出血：～1%
（計）～2.2%

—アスピリン服用時

脳梗塞：4%×80%＝～3.2%

- 心房細動患者は高齢者が多いので、果たして理解できるだろうか？ 私もそう思います。理解できているかどうかの判定も難しい、そんな患者もいます。そこで、75歳以上の方には、家族同伴で来てもらって説明をするようにします。
その上で、投薬中の注意として、きちんと決められた用量を毎日服用すること、納豆・クロレラ・モロヘイヤの禁止、新しく薬物が処方される際には医師にワルファリンを服用していることを伝えることの三点を伝え、先ほどの数字はこれが前提になっていることを分かってもらいます。

- そしてその先はどうするのか？ 私は、患者もしくは患者家族にワルファリンを服用するかどうかを決めてもらっています。その場で決められない場合は、次回までに考えてきてくださいと伝えています。概して家族が同伴している場合は、家族が即座に決めてくれることが多いことには、私も驚いていますが。

- 結論を言えば、ワルファリン療法をしなければならないと患者に強制しても無駄だと思っています。こちらが追いかければ追いかけるほど相手は退きます。これは、恋愛関係などと共通で、人間関係にいつも当てはまることなのでしょう。「自分が選択した、家族が選択した」という気持ちをどこかで少しでも持ってもらわないと一生継続することは難しいのではないでしょうか。

- このようなプロセスを経た上で、ワルファリンを服用しないと自分で決定する患者もいます。私の外来に限るとおおよそ5人に1人くらいの割合かと思います。
私は、それはそれで立派な態度だと思っているので、「気が変わったらまた教えてください」とだけ伝えて、Second Stepの治療を終えています。

2) ワルファリンの導入

- 患者がワルファリンを服用すると決定した後、どのようにワルファリンを導入するか? これは極めて単純です。「焦らないこと」です。これは、将来の事故の予防なのですから、焦って「大出血」という別の事故を起こしては元も子もありません。大出血はワルファリンの導入時期に多いのです。

- 従って、まず効かないだろうというような低用量から始めます。1日投与量として、一般成人の場合は2mg、高齢者の場合は1.5mgから開始します。基本的には2週間（効きすぎるかもしれないと思ったら1週間）後にPT-INRを測定します。

- PT-INRが1.5未満であれば1mg増量します（高齢者では0.5mgのこともあります）。PT-INRが1.5〜1.6の間にあれば、0.5mg増量します。この操作を2週間ごとに繰り返しますが、やがてPT-INRが1.6以上になるのでその時至適強度レベルに達したと考えられます。私の経験では、至適強度は、ワルファリン1日投与量として、最低1.5mg、最高9mgの範囲に分布していますが、ほとんどは2〜5mgの1日投与量になるようです。

3) ワルファリンの維持

- 導入ができれば維持は簡単だと思います。PT-INRを1.6〜2.6の範囲にコントロールすることが仕事です。私の外来では、約3分の2の患者ではPT-INRが安定していてワルファリン投与量を変化させることはまれですので、結果的に残りの3分の1くらいの患者で投与量を微調整しています。

● 微調整の方法は単純です。

・PT-INRが2.6以上の時：0.5mg減
・PT-INRが2回連続1.6を下回った時：0.5mg増

PT-INRが1.6を1回下回っただけでは投与量の調整はしていません。これは、このワルファリン療法があくまでも予防であること、経験的に投与量の増加が次回の採血でPT-INR＞2.6となる事態を招きやすいこと、を根拠としています。現在もこのようなコントロールを行っていますが、TTRの概念からみるともう少し理想的な対処の方法があるかもしれません。PT-INRが1.6を1回下回った時に投与量を変化させないで次回も1.6を下回るとTTRが大きく低くなるからです。かといって、すぐに増量するのは気が引ける…という場合にはワルファリン投与量は変えないで次回の外来までの時間を短くするのです（通常1ヵ月ごとの診察であれば、PT-INRが1.6を下回った時だけ2週間後に来院してもらう）。そうすれば治療域に入っていない時間を短くすることができます。しかし、私自身はまだこれをできないでいます。

● 最後に、採血を行ってもすぐにPT-INRの結果を知ることができない環境を気にする方もおられるかもしれません。私はそれでも構わないと思っています。1日遅れで結果が届く場合、1日遅れの指示ができれば全く問題ないでしょう。

● すぐに結果の出る施設と比べると信頼性という点で見劣りがするでしょうか？ 所詮、どんな施設でも、1ヵ月に1回測定したPT-INRで、その月の30日すべてを代表させてしまっているレベルです。毎日測定すれば、きっと違う情報が得られるかもしれないのに、と思う人がどのくらいいるでしょうか？ 私は、PT-INRの結果が迅速に得られるかどうかで、診療結果に大きな差は出ないと考えています。それでも気になるという先生は、最近、携帯型のPT-INR用迅速測定器（コアグチェック®）が販売されましたので利用してみてはと思います。

● ちなみに欧米では、PT-INRが血糖のように自分で測定できるようになっています。1週間に1度自己チェックをするのと、1ヵ月に1度病院・医院で測定するのとでは差があるでしょうか?
これに関しては無作為化比較試験が行われており、自己チェックを行う場合と行わない場合で、脳梗塞や大出血の発生には差がなかったそうです[72)]。やはり、ワルファリン投与はある程度は鷹揚な態度で臨んでもいいような気がします。TTRの概念には必ずしも沿わないのですが…。

高齢者でもワルファリンを使って大丈夫?

大出血の話

- 高齢者でこそ脳梗塞の危険性が高いのでワルファリン療法をしなければならないことは理解できるけれども、大出血も多いのではないかと危惧されるかもしれません。確かに心配されるとおりです。ここでは、ワルファリンによる大出血の話をしましょう。

- ワルファリンを服用していて、大出血が起きるというイメージは簡単に思い描けますが、具体的な発症率を知っていますか? また、大出血といっても、頭蓋内出血もあれば消化管出血もあります。消化管出血は輸血を必要とすることはありますが、治療法の発達により致命的になることは少なく、同時に後遺症もありません。消化管出血と心原性脳梗塞とどちらがまだましなのでしょうか。「大出血とは何か? その発症頻度は? 心原性脳梗塞と比較してさらに重症なのか?」イメージだけで判断してはいけない問題があることをまず指摘しておきましょう。

- 個人的には、心原性脳梗塞と同程度以上に重症であると考えている大出血は、頭蓋内出血だと考えています。心臓血管研究所では2004年度に心房細動に対してワルファリン療法を施行していた患者約600名を対象とした調査を行いました[73]。そこで用いられたワルファリン療法の強度は全患者を平均するとPT-INR 2.0でした。つまり、ほぼ目標どおりのコントロールをしていたことになります。そしてこの1年で発生した頭蓋内出血は計3名、年率に直すと0.64% /年でした。多いと考えるべきなのか、妥当と考えるべきなのかは価値観によりますが、そもそもワルファリン療法をしていない患者にも頭蓋内出血は起こり得ることは考慮しておく必要があります。

- 日本全体でも最近抗血小板療法・抗凝固療法施行中の大出血率が報告されています[74]。この数字はなかなか印象的ですので、示しておきましょう。

ワルファリンの単純でない側面
大出血の問題（BAT study）

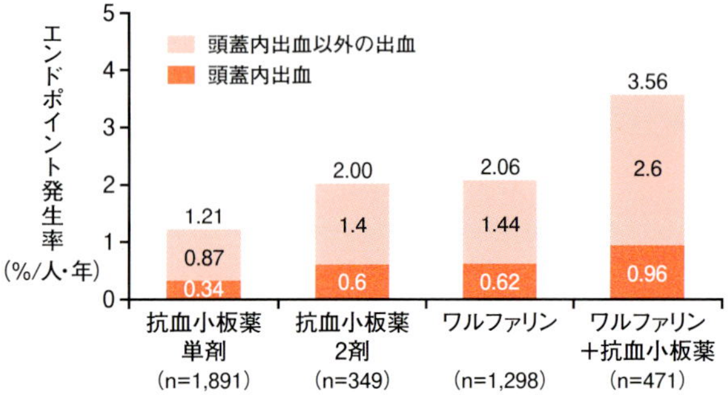

エンドポイント：生命に危険のある出血または大出血

Stroke 2008; 39: 1740[74]より作図

- 頭蓋内出血は抗血小板薬単剤で0.3% /年、抗血小板薬を併用すると0.6% /年、ワルファリンはここでも0.6% /年、ワルファリンと抗血小板薬を併用すると0.9% /年。足し算で理解できてしまいますね。また、ワルファリンの大出血をおそれがちですが、なんのことはない… 抗血小板薬の併用と同じ程度であることも分かります。

Key Message

日本人におけるワルファリンによる抗凝固療法下の頭蓋内出血発生率は、約0.6% /年。これは抗血小板薬を複数併用した時と同じ。

● 大出血はどのような患者に生じるのでしょう。AFFIRM studyのサブグループ分析[75]では、頭蓋内出血が約0.6%/年で生じていました(PT-INR 2.0〜3.0の治療域です)。では、大出血を起こしやすい因子は何でしょうか?

大出血の内訳と危険因子
(AFFIRM study)

大出血内訳	合計 (n=4,060)	心拍数調節 (n=2,027)	洞調律維持 (n=2,033)
中枢神経系	59 (2.1%)	29 (1.9%)	30 (2.2%)
非中枢神経系	203 (7.3%)	107 (7.7%)	96 (6.9%)
合計	260 (9.2%)	136 (9.6%)	124 (8.9%)

平均観察期間3.5年

大出血危険因子	ハザード比
年齢	1.05
心不全	1.43
糖尿病	1.44
肝・腎疾患	1.93
初発心房細動	1.30

Am Heart J 2005; 149: 650[75]より改変

● 4,000名というレベルになるとさまざまな因子が挙がってきています。ここでは、年齢も危険因子です。そして、この中で年齢とも関連し、かつ私が最も重要だと思う因子が初発心房細動という因子です。これは、ワルファリンが初めて導入された患者ということを意味し、導入時期に大出血が多いことに呼応しています。高齢者であれば、コンプライアンス、食事の制限、併用薬などすべて「無」の状態からすべてを揃える状況に移行しなければならない時期なので、なおさらです。

● では、この高齢者のワルファリンの導入で何が起こっているかを見てみましょう。

高齢者におけるワルファリン導入期の大出血発生率
80歳未満 vs. 80歳以上

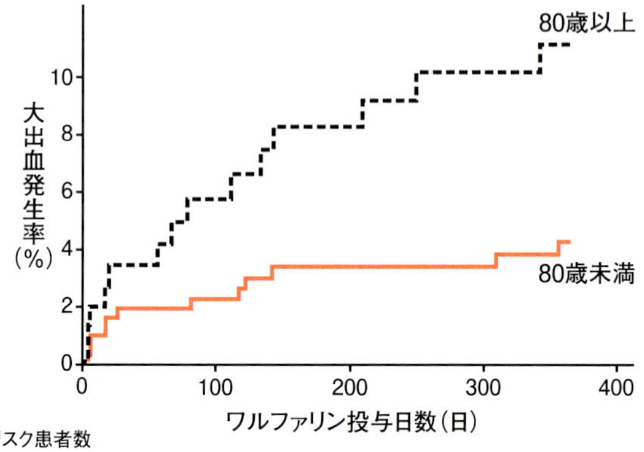

有リスク患者数

80歳以上	153	117	102	96	92
80歳未満	319	277	240	223	214

Circulation 2007; 115: 2689[76]

- 縦軸は、この研究で定義された大出血の発生率ですが[76]、頭蓋内出血以外のものが多く含まれていますので、頭蓋内出血はここで示された大出血の約3分の1の頻度と考えてください。それにしても、80歳以上と80歳未満でワルファリン導入期の大出血率がこれほど違うのかと驚きます。

- 私自身はAFFIRM studyで示された大出血の因子を持つ患者には、特に導入期に注意するということ以外は気にしていません。大出血を起こしやすい因子を持っているからといって、とりたててできることは他にないからです。年齢を含めて、これらの因子を持っている患者には、特に導入期にゆっくりと時間をかける、ワルファリンの増量は少量ずつとし、頻回に採血するようにする、ということだけです。

Key Message

大出血を起こしそうな患者なら、ワルファリン導入はゆっくりと。

● それでもなんとか高齢者だけはワルファリンを避けたいと思っている方に、次のデータを示しておきます。これは、高齢者では出血が多いので、脳梗塞と合わせて考えるとアスピリンでよいのではないかという仮説を検討したものです[77)]。つまり、若年者はワルファリンがよいことは確かだが、高齢者（75歳以上）に限って見てみると違うのではないかという仮説を検証した臨床研究でした。

高齢者（75歳以上）におけるワルファリン投与群とアスピリン投与群における塞栓症・出血の頻度（BAFTA trial）

	ワルファリン群（n=488）	アスピリン群（n=485）
脳梗塞	21件	44件
致死的	13件	21件
非致死的	8件	23件
脳内出血	2件	1件
全身性塞栓	1件	3件

Lancet 2007; 370: 493[77)]より改変

● 結果は見てお分かりのとおりです。
これを見てもまだ、高齢者のワルファリンは…と迷っておられるでしょうか?

Key Message

高齢者だからアスピリンでよいという考え方は支持されない。

ワルファリン服用患者の併用薬はどうする?

風邪薬は大丈夫か？

● 「ワルファリン手帳」という冊子があります。この冊子を紐解くと、小さな字でたくさんのことが書かれています。ワルファリンを服用するに当たって、こんなに注意しなければならないのかとうんざりするほど事細かに記載されています。きっと自分が患者だったらこの手帳を読んで、ワルファリンを服用することが嫌になるだろうなと想像してしまうほどです。そんな意味で、ワルファリン服用に慣れた頃を見計らって、「あくまで参考ですからね。細かいところは気にしないでいいですよ」と手渡しているのですが、そんなことを言うくらいなら渡さなければいいのに、と自己矛盾を感じています。

● そこで、ワルファリン手帳を気にするな、と言いながら、個人的にはどんな注意をしているかについて述べておきます。これは、あくまでも私が実行している方法として、参考にとどめておいてもらえればと思います。

1）野菜の摂取量は気にするな

ビタミンKの摂取については、納豆・クロレラ・モロヘイヤ・補助食品（時にビタミンKが含有されている）以外はすべて自由にしています。一生続ける予防法なのですから、食事制限は可能な限り排除してあげたいと思っています。

2）風邪薬、2、3日は大丈夫（だろう）

こんなに断言してよいという根拠は私自身も持っていませんが、今のところこれで問題は生じていません。短期間の風邪薬（鎮痛消炎薬を含む）まで制限されたら、やっていられないだろうという気持ちが私自身の中にあります（きっと一生に何度も風邪をひくことでしょうから）。基本的には、風邪薬を処方する医師にワルファリン服用を伝えるようにという指示は必ず出しておきます。なお、アセトアミノフェン1g/日はワルファリンとの相互作用は認められていないので長期の服用には安全ですが、患者には不評です。

3) 鎮痛消炎薬の長期服用は厳禁

特に高齢者は整形外科を受診して、鎮痛消炎薬（特に非ステロイド系抗炎症薬：NSAIDs）を処方されていることが多いのが実態です。現在でも、患者がワルファリン服用を医師に伝えているにもかかわらず鎮痛消炎薬が長期間処方される例がありますので（この場合、患者は必ず服用してしまいます）、あらかじめ注意しておきます。個人的な経験では、規定量の鎮痛消炎薬を1週間以上服用するとPT-INRは顕著に（びっくりするほど）延長するようです。

4) ワルファリン手帳に記載された薬はすべて必ず相互作用するわけではない

ワルファリン手帳にたくさん掲載されている薬物は、相互作用のある可能性があるだけで、必ず相互に作用するとは限りません。このあたりの情報は十分に得られていないのが実態のようです。だから、将来他の疾患に罹患して、長期に服用しなければならない薬物が出てきたとしても気にする必要はありません。実際に、新しい薬物を服用する際には、併用開始3〜4日後、および1週間後にPT-INRを測定してワルファリンを調整することにしています。が、これまでの個人的な経験では、ワルファリンの調節が必要なことは極めてまれでした（つまり、ワルファリン手帳に掲載されているにもかかわらず、相互作用が認められなかったことが多いということになります）。循環器専門医の場合は、アミオダロンを処方する際、ワルファリンの維持量が約半量になることは知っておいた方がよいでしょう。

● 個人的にはこのような形でワルファリンの相互作用を考えています。このあたりの根拠は希薄なのですが、何よりも使いやすい「ワルファリン手帳」を望んでいるところです。

ワルファリン服用患者の抜歯・手術で注意すること

- ワルファリンの維持投与を行っている患者が、抜歯、内視鏡、手術など観血的処置を行わなければならなくなることによく出会います。特に、心房細動患者は高齢者が多いためなおさらです。そして、歯科、消化器内科、あるいは外科からワルファリンの一時的中止が求められることになります。

- 観血的処置に伴うワルファリン中断の可否、実はこれに関する臨床研究で大規模なもの、内容が緻密なものはあまりありません。私自身は「圧迫止血のできる部位の処置はワルファリン療法を継続して行う。圧迫止血のできない部位はワルファリンの中断もやむなし」を基本方針としています。最終的には、「出血と梗塞のどちらを選びますか?」という、ハムレットの心境に近いものがあります。

Key Message

梗塞か、出血か、それが問題だ。

- ここでは、比較的データの多い抜歯について述べてみましょう。

1) 抜歯時にワルファリンを中断するとどの程度塞栓症事故が発生するか?
2) 抜歯時にワルファリンを継続すると出血性事故が増加するのか?
3) 両者の事故のうち、どちらが患者にとって不幸せか?

この三つの解を導き出して、最終的な決定をすることが合理的と思われます。

1) 抜歯時にワルファリンを中断した時の血栓塞栓症の頻度

米国歯科学会が出版する*J Am Dent Assoc*(*JADA*)には、過去の報告集積が掲載されています。抜歯のためワルファリンを中断した526名中5名(0.95%)

が塞栓症を生じ、うち4名が死亡したとのことです[78)]。*Arch Intern Med*のレビューでは少し違う数字で、537例中2例（0.4%）に塞栓症が発生したとのことです[79)]。抜歯のため、ワルファリンを中断すると0.4〜1%に塞栓症が発生すると考えられます。

2）抜歯時にワルファリンを継続すると出血性事故が増加するのか?

まずワルファリンを継続して出血がコントロールできなくなる頻度（ワルファリン療法を結果的に中断しなければならなくなる頻度）が同じ*JADA*に報告されています。950人中3人（0.31%）は口腔内出血のコントロールが困難でワルファリン療法を中断したとのことです（この数字は塞栓症の発生頻度より小さい）[78)]。さらに、ワルファリン投与中の患者とワルファリン投与を受けていない患者での抜歯時大量出血性事故の頻度も掲載されており、前者が250例中4例、後者が250例中3例で有意な違いはなかったとされています[80)]。

3）塞栓症と口腔内出血とどちらが患者にとって不幸せか?

これは個人の価値観かもしれません。一般的には塞栓症が重症であることは疑いようがありません。

● この、1）、2）、3）を読んで、読者はどう判断されるでしょうか? 私は、必ず出血性事故が増えるという証拠はなく、その頻度自体がまれで、かつ重症となることも少ない抜歯時出血性合併症のために、0.4〜1%の塞栓症の発生を許してしまうことは合理的でないと考えています。このような思考法をとれば、多くの場合、初めに述べたような圧迫止血が可能かどうかで振り分けることになります。つまり抜歯・白内障手術はワルファリン継続のままで施行してもらうようにしています。

2010年、日本有病者歯科医療学会、日本口腔外科学会、日本老年歯科医学会により策定された『科学的根拠に基づく抗血栓療法患者の抜歯に関するガイドライン 2010年版』でも、ワルファリンを継続投与のまま抜歯を行っても重篤な出血性合併症は起こらないとされ、PT-INRが3.0以下であれば、ワルファリン継続下に抜歯可能とされました[81]。
一方で、圧迫止血のできない内視鏡、外科手術の多くは悪性腫瘍の存在がからんでくる可能性があり、出血の重症度、疾患の重症度が増加する上に止血が困難ですからワルファリンの中断はやむを得ないだろうと考えているわけです。

- では、内視鏡操作や手術では1週間のワルファリン休薬は現在許されているでしょうか? やはり1%に近い脳梗塞は気になります。理想的には…
ワルファリンを3～5日前に中止し、翌日より入院してもらい、ヘパリン10,000～15,000単位／日の点滴を行って脳梗塞予防を行うことが求められています。術前4～5時間前からヘパリンを中止し、内視鏡・手術施行後、ワルファリンとヘパリンを同時再開するのです。しかし、現実的には難しいですね。私は$CHADS_2$スコア3点以上ではこのような内容の紹介状を書いています。

- 最後に、当然のことですが…心房細動患者の抜歯、眼科手術、内視鏡、外科手術すべてはその患者を診ている医師たちの協働作業です。歯科医、眼科医、消化器科医、外科医とのコミュニケーションが一番重要で、これは日頃からどのようなコミュニケーションがとれているかに依存すると思います。また、各地域に存在する医師数などによっても可能なこと、不可能なことが変化するでしょう。このようなことも考慮してワルファリン中断の可否を決定せざるを得ないので、各地域でこの問題が討議される機会があることを望んでいます。

脳梗塞予防のために重要な降圧療法

- ここまで、脳梗塞予防の必要な患者にはきちんとしたワルファリン療法を行うことが最も必要かつ有効な手段であることを強調してきました。しかし、その効果を万全にするための大前提があります。
そして、その鍵こそが重要なFirst Stepの治療にあるのです。すでに、First Stepの治療で、血圧のコントロールが脳梗塞の発生率に大きく影響することを述べていました。ここでもう一つの印象的な図を提示します。

抗凝固療法中の患者の血圧と脳卒中・全身性塞栓症の関係

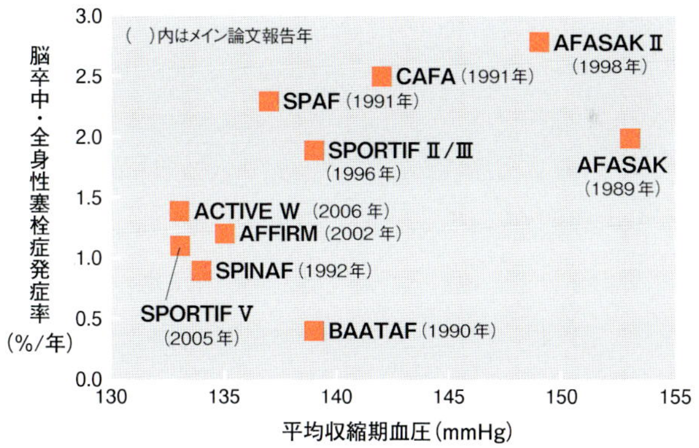

Heart Rhythm 2007; 4: S34[82)]より作図

- この図は過去行われた大規模臨床試験における年間脳梗塞発症率をプロットしたものです[82)]。横軸は試験期間中の平均収縮期血圧です。時代の推移と共に、同じワルファリンを用いていても観察された脳梗塞発症率が徐々に減少していることが分かります。そしてこの減少が、時代の推移によって血圧治療が厳格化されたことに呼応しているのです。

● もう一つ、ワルファリン投与にあたって不安になるのが頭蓋内出血です。頭蓋内出血と血圧の関係が最近日本の臨床研究で明らかになりました[83)]。

血圧コントロールと頭蓋内出血の発生頻度
（BAT study）

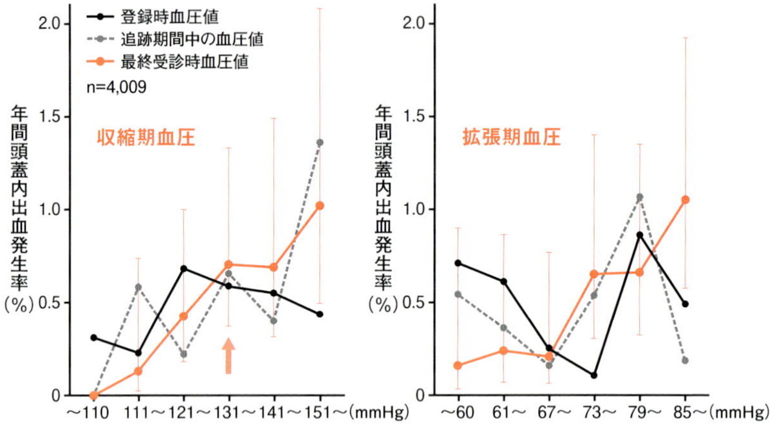

Stroke 2010; 41: 1440[83)]

● 私自身は血圧が高いと頭蓋内出血が生じやすいことは認識していましたが、これほど低いところにその閾値があるとは思いもしませんでした。（上図⬆）に注目して下さい。収縮期血圧が130mmHgを超えると頭蓋内出血が増加しはじめるとされているのです。しかし、これを逆にとらえれば、血圧が十分に降下していれば、ワルファリンは恐れる薬物ではないと言ってよいのでしょう。

Key Message

ワルファリンの脳梗塞予防効果を最大限に大きく、
頭蓋内出血を最小限にするには、
収縮期血圧は130mmHg以下を目指すべきだ。

理想と現実のはざま

- ワルファリンの重要性についてはもう納得されたことでしょう。ある意味、これほど種々のエビデンスが集積している薬物は珍しいくらいです。これほど確固とした治療法なら、さぞかし普及しているだろうと思います。では、このようなエビデンスを知った上で、現実を見てみましょう。

経口抗凝固療法の実施率

脳卒中/一過性脳虚血発作既往のある心房細動患者

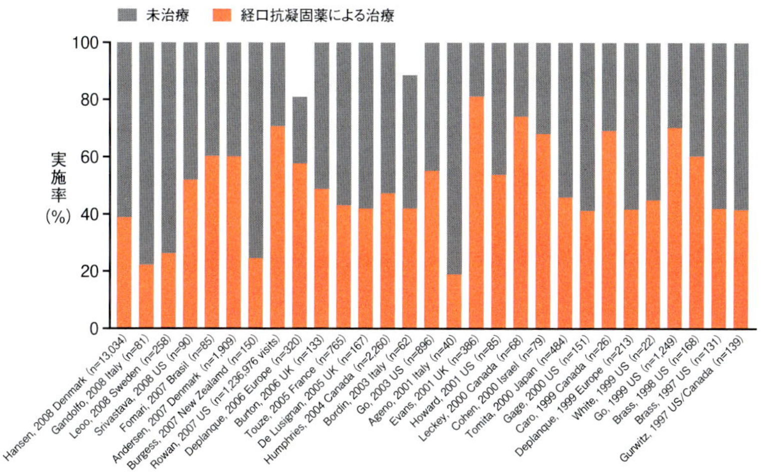

Am J Med 2010; 123: 638[84)]

- これは過去に脳梗塞・一過性脳虚血発作の既往のある患者にどの程度ワルファリンが投与されていたかという全世界レベルの研究報告を並べたものです。脳梗塞・一過性脳虚血発作既往があるのですから、少なくともCHADS$_2$スコア2点以上です。そのような患者に対するワルファリン投与の現実は、エビデンスが目指す理想と大きくかけ離れ、その投与率はおしなべて50%程度でしかありません[84)]。

● さらに、この報告では心房細動患者全般に対するワルファリン投与率もさまざまな論文から引き出してまとめています。

CHADS2スコア別の経口抗凝固療法の実施率

高リスク心房細動患者（CHADS2≧2点）

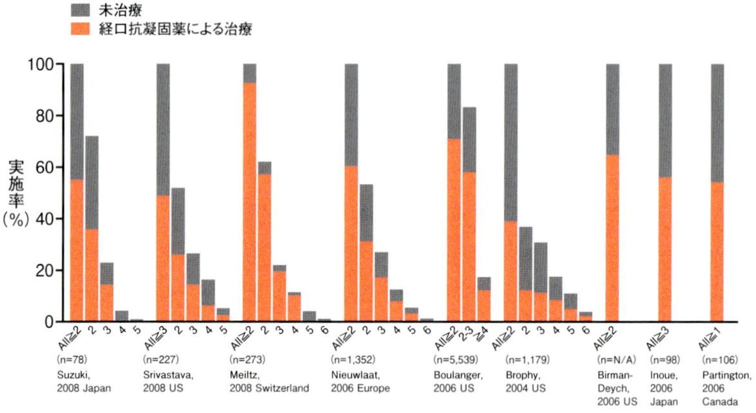

Am J Med 2010; 123: 638[84)]

● 恥ずかしいことに、この図で一番左に「Suzuki, 2008 Japan」で示されたデータは筆者の勤める心臓血管研究所付属病院のデータです。この本でこれほどワルファリンの有用性を強調しておきながら、実際は違うではないかとお叱りを受けてしまうかもしれません。

● 頭の中でエビデンスとして理解できたとしても、実際の臨床行動はまた別のことによって決まってしまう…これは認めざるを得ません。人間は機械やコンピュータでなく、やはり心を持っているからなのでしょう。
この「心」の持つ側面がどのようなものなのか、問題の解決にはすぐにつながらないのですが、ここで考えてみたいと思います。

Key Message

ワルファリンには理想と現実のギャップがある。それは「心」の問題かもしれない。

1) 人間の持つ価値曲線

● 人間の持っている価値観は客観的な指標と直線的でない関係を有すると考えられています。これは「行動経済学」という分野で発見されたことなのですが、下図のような「価値曲線」がその象徴として提示されています。なんだか分かりにくそうですが、人間の価値観には次のような三つの特徴があるのです。

1) 何かと比較しなければ価値を感じることができない
2) メリットよりもデメリットを大きく感じてしまう
3) 大きすぎるメリットやデメリットはやや過小評価されるきらいがある

人間の脳は絶対価値が苦手

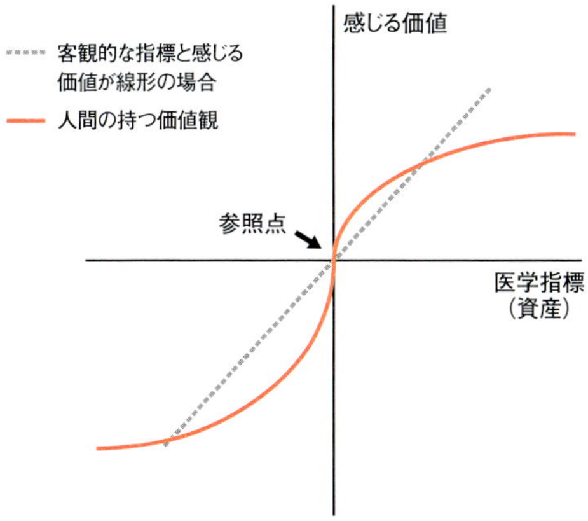

● 具体的に示してみましょう。次ページの図［A］は「脳梗塞や一過性脳虚血発作の既往のない心房細動患者がワルファリンを勧められた」患者の頭の中です。［B］は「すでに脳梗塞や一過性脳虚血発作を起こしてワルファリン服用を勧め

られた」患者の頭の中です。両者ではそもそも出発点（今日の健康に対して持つ価値）が違うことに注意してください。

ワルファリンと潜在的心理
損失回避の原則

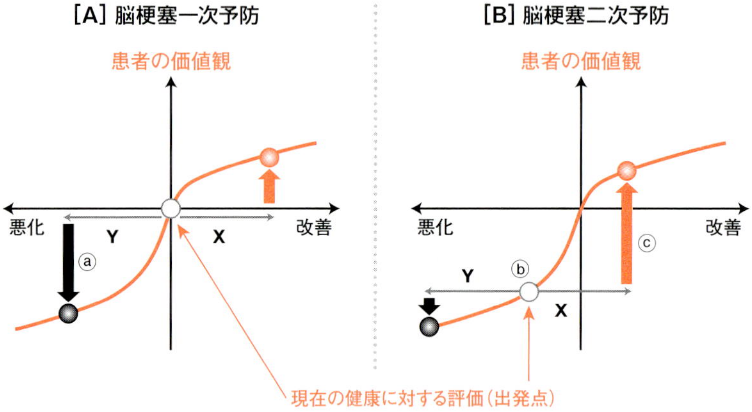

- この図で比較の中心となる原点は「健康な自分」です。図［A］の自分は脳血管障害はなく、原点にいます。ここでワルファリンの良い面、悪い面を聞くと、どうしても悪い面が大きく見えてしまい（図［A］-ⓐ）、ワルファリン服用を躊躇しやすくなります。これに対して、右の図では、すでに危ない目に遭っているので、現在の自分は過去の「健康な自分」より価値が低い（病的である）と考えているはずです（図［B］-ⓑ）。この出発点で、ワルファリンの良い面、悪い面を聞いたとすると、あら不思議、圧倒的に良い面が大きく見えることがよく分かるでしょう（図［B］-ⓒ）。結果的に患者は自らすすんでワルファリン服用をすることになります。臨床的には、前者ではワルファリン服用に抵抗を示す患者が多く、後者では自らすすんでワルファリン服用を望む患者が多いこと、これを私は身をもって体験していますが、それをうまく説明してくれる図ではないでしょうか。

- エビデンスという事実・理論よりも、人間の持つ心理が医療に大きく影響していることは皆さんもよく経験されているでしょう。

Key Message

心房細動診療はエビデンスやガイドラインだけではなく、人間の持つ心理が大きく影響している。

2) 医師が一人の大出血を経験したら

- この心理の問題は、患者だけでなく医師にも生じています。ここでワルファリン投与中の患者の一人が大出血を起こしたという事態を想定してみましょう。この経験によって医師の心理の中でワルファリンのデメリットが強く刻まれることになります。このような医師がその後にとった処方行動が調査されています。

医師の心理

大出血を個人的に経験すると…

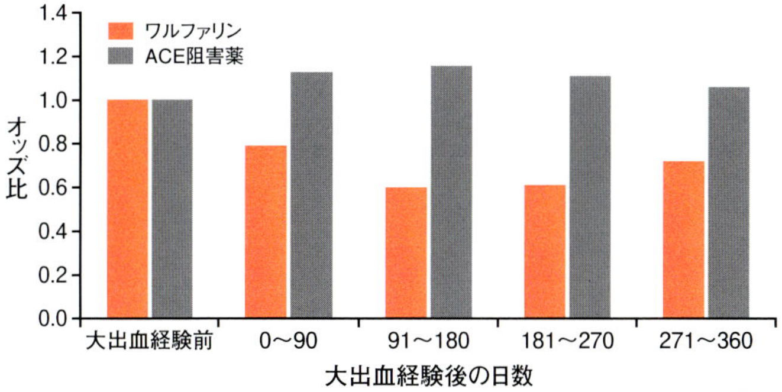

BMJ 2006; 332: 141[85]より作図

- コントロールとしてACE阻害薬が挙げられていますが、大出血の経験後もその処方は影響を受けていないことが分かります。これに比べて、ワルファリン処方は大出血経験直後から著しく減少し、その減少が約1年間も持続していたということです[85]。1例の不幸な経験が医師の心理を大きく揺さぶり、「できれば処方したくない」という気持ちにさせたのでしょう。

3) 患者・家族がワルファリンの説明を聞いたら

- 患者・医師だけでなく、ワルファリンは患者家族にも大きな心理的負担を生んでいます。ワルファリンを服用している患者とその家族に行ったアンケート調査の結果を示しましょう[86]。まずは患者から…。

患者の視点

ワルファリン服用時の説明・注意を受けて（知って）、どのように感じましたか？

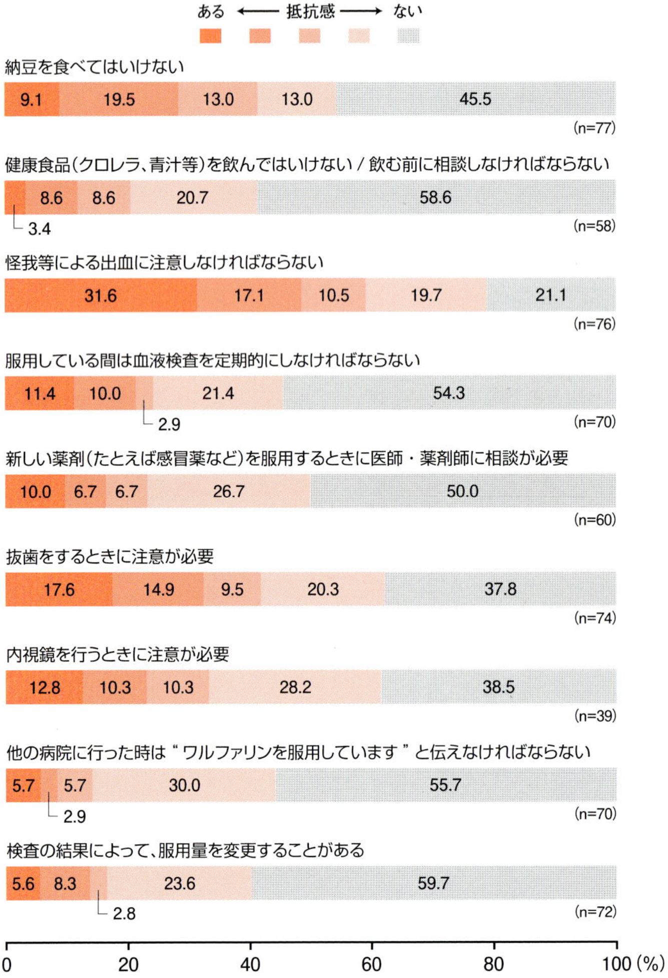

Pharma Medica 2009; 27: 93[86]

- 約50%の方がワルファリン服用時の説明を聞いて困惑していることが分かります。これはすでに服用している方なので、服用前の患者にとって困惑度はもっと大きいのかもしれません。次に、患者家族です。

患者家族の視点

"納豆を食べてはいけない"ことについてどのように考えますか?

家族の考える " 納豆を食事に出せない " ことへの困惑度

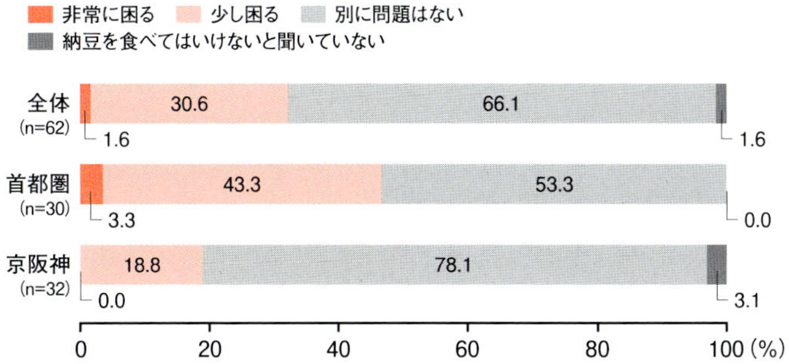

家族の考える " 納豆を食事に出せなくて困惑している " 理由(複数回答)

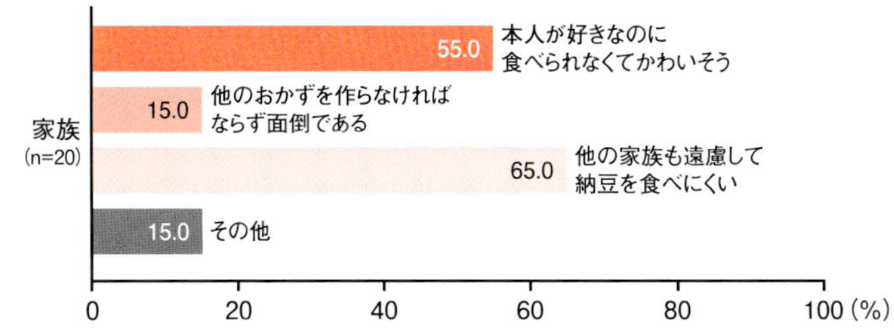

Pharma Medica 2009; 27: 93[86)]

- 驚愕しますね。患者だけでなく、患者の食生活を通じて患者家族の心理面にも影響していることが分かります。患者家族の困惑する理由がまた興味深いと思いました。患者が食生活の制限をしなければならないことに困惑している以上に、その食生活の制限が患者でない自分にも及んでしまうことに困惑していたのです。

Key Message

ワルファリンは、医師・患者・患者家族の心理に大きく影響する。
この心理的影響がその正当な普及を妨げているかもしれない。

新しい抗血栓薬の時代の幕開け

ダビガトランの登場

- 現在までに心房細動患者の脳梗塞予防としてその効果が実証された薬物は、ワルファリンだけでした。このワルファリンは数十年という歴史の変遷に耐えてきました。周囲を見渡しても、このように長い期間にわたって生き残っている薬はなかなかありません。その意味でやはり優れた薬物として位置付けられるでしょう。

- そして…ついにこの長い歴史に新しい1ページが開かれる時代がやってきました。現在、ワルファリンに変わる新しい抗血栓薬が続々と開発されており、われわれが臨床現場で実際に用いることのできる日が近いとされています。
このような新しい抗血栓薬のポイントは何でしょうか?　一言で言えば、「使い勝手」がワルファリンに比べて抜群に良いということです。使い勝手が良ければ、それは医師・患者・患者家族の持つネガティブな心理的影響を払拭してくれるでしょう。新しい抗血栓薬の特徴を示してみます。この特徴を聞いてどのように感じるでしょう?

①食生活の制限がほとんどない
②採血によるモニタリングは不要
③投与量の細かな調整も不要（採血しないので当然ですね）
④併用する薬物の影響をほとんど受けない
⑤薬物半減期がワルファリンより短い（飲めばすぐに効き、やめれば効かなくなる）

- 患者や患者家族の考える困惑はかなり一掃されることが想像できるでしょう。医師にとっても採血モニタリングとワルファリン投与量の微調整という厄介な問題がなくなり、心理的負担が減少することが想像できますね。言わば、アスピリンのような感覚で、抗凝固療法ができるような時代がやってきた…ということです。

Key Message

新しい抗血栓薬は「心」を変える！

● なぜこんなことが可能になったのでしょうか?「凝固カスケード」、もしかすると少し心理的抵抗があるかもしれませんが、これを見ながら簡単に説明しておきましょう。

抗凝固薬の作用機序

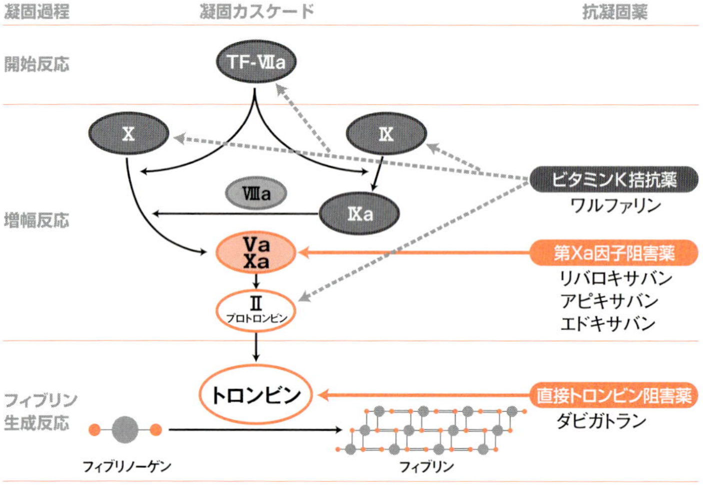

J Interv Card Electrophysiol 2008; 22: 129[87]より改変

● 私も学生の時に習った記憶はあるのですが、覚えきれないな〜と感じた図です。いずれにせよ、抗凝固療法はこのカスケードをいじって、最終的なトロンビン生成を抑制するものと理解されます。たくさんある凝固因子のうち、Ⅱ、Ⅶ、Ⅸ、Ⅹ因子はビタミンK依存性因子とされています。ワルファリンはビタミンKを介してこの四つの凝固因子が生成される過程を抑制し、効果を発揮します[87]。つまり、その効果は間接的で、幅広い範囲（因子）に及ぶものとなります。

- この図を見て、それほど広範囲に影響を及ぼさなくても、薬物が直接一つの凝固因子の活性を抑制する方法もあるのではないか…そのように感じる方がおられると思います。そして、これが新しい抗血栓薬の特徴なのです。

ワルファリン…間接的・標的分子が多岐にわたる
新規抗血栓薬…直接的・修飾する分子は一つ

Key Message

ワルファリンは複雑な薬理作用、
新規抗血栓薬はシンプルな薬理作用。

- 新規抗血栓薬の持つシンプルさが、食生活・併用薬物・遺伝子多型などの影響を受けにくくしてくれるのです。影響を受けないのであれば、投与量は一定でよく、投与量が一定ならば採血モニタリングも不要になるわけですね。
このような経口薬が複数開発されています。私が知っている薬物を列挙してみましょう。

1) トロンビンを標的とする：ダビガトラン
2) 第Xa因子を標的とする：リバロキサバン、アピキサバン、エドキサバン

- その薬理作用から「使い勝手」は確実に良くなることが理解されるでしょう。
次に本当にこのような薬物で心房細動患者の脳梗塞予防が安全にできるのかを知らなければなりません。実際に、トロンビンを標的として開発された薬物キシメラガトランは、肝障害という思わぬ副作用があった、という苦い経験もあります。

- そして、2009年抗トロンビン薬であるダビガトランを用いた大規模臨床試験（RE-LY trial）の結果がセンセーショナルに報告され、私たちは今新しい抗血栓療法が生まれる変革の時代に遭遇しています。

Key Message

私たちは今、幕末から明治維新にかけての時代に似た大きな変革の時代を生きている。

- では、このRE-LY trialを見てみましょう[88)]。
  脳梗塞のリスクを持つ心房細動患者約18,000名が、ワルファリン群、ダビガトラン110mg×2/日、150mg×2/日の3群に無作為に振り分けられ、平均2年の経過観察がなされています。ちなみに、この試験には日本人も300人レベルで、全世界と同じように参加しています。

- 一次エンドポイントは「脳卒中または全身性塞栓症」で、その発生率を下に示します。この試験はそもそも非劣性（ダビガトラン投与がワルファリンに劣らないこと）を示そうとした試験なのですが、予想外のことにダビガトラン150mg×2/日投与群ではワルファリンよりも有意に塞栓症の発生が抑制されたのです。110mg×2/日投与群では予想どおり、ワルファリンとの非劣性が証明されました。

脳卒中または全身性塞栓症の発症率
（RE-LY trial）

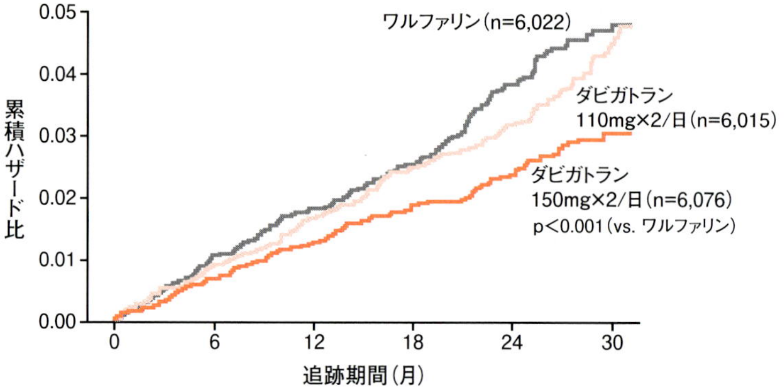

N Engl J Med 2009; 361: 1139[88)]

- 塞栓症の発生が抑制されても大出血が増えれば困ります。「安全性の一次エンドポイント」の一つである大出血の発生頻度を見てみましょう。

大出血の発現率
（RE-LY trial）

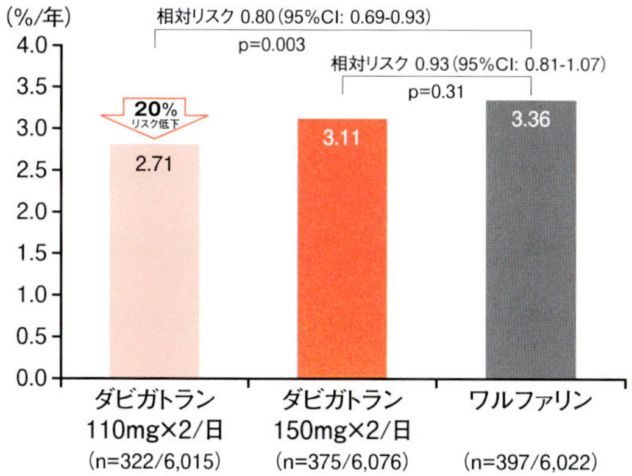

大出血：ヘモグロビン20g/L以上の減少を示す出血、2単位以上の輸血を必要とする出血、または重要な部位や臓器における症候性の出血

N Engl J Med 2009; 361: 1139[88] より作図

- これまでの常識を覆す図です。私たちは塞栓症が抑制されれば、その分大出血が増える…つまり塞栓症予防と大出血はシーソーの関係にあると考えてきましたが、必ずしもそうではないことが分かります。110mg×2/日群では塞栓症発生を増加させることなく、大出血の頻度が有意に抑制されています。150mg×2/日群では、塞栓症の発生をワルファリン以上に抑制したにもかかわらず、大出血の頻度が増加していません。

Key Message

ワルファリンを標準とした時、ダビガトラン110mg×2/日の脳梗塞予防効果は同等で、大出血が減る。
150mg×2/日では大出血を増加させずに、脳梗塞が減る。

● 驚きますね。そしてもっと驚くべきことがもう一つ。それは頭蓋内出血の発生頻度です。ワルファリンを用いている時に大出血は怖いと思うのですが、この中でも頭蓋内出血は致命的になることが多く特に気になる事象です。大出血の中味も重要なのですね。では、ダビガトランではどうなっているのでしょう。

頭蓋内出血の発現率
（RE-LY trial）

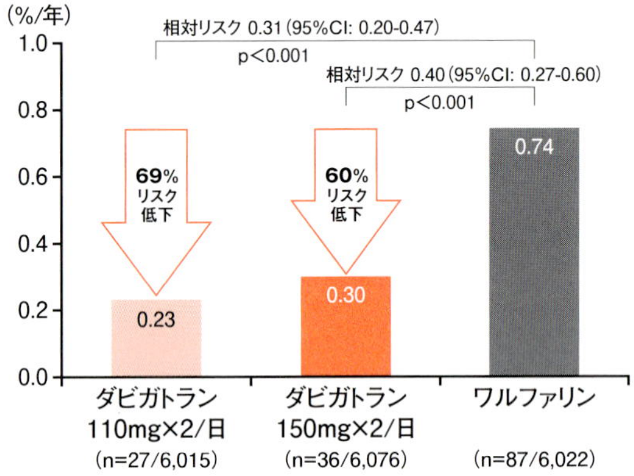

N Engl J Med 2009; 361: 1139[88] より作図

● すごく驚きます。頭蓋内出血の頻度が極端に少ないことに…。このデータを見れば、医師の持つ不安は大きく和らぐはずです。実は、ダビガトランに観察された頭蓋内出血の頻度、これはワルファリンを服用していない心房細動患者で観察される頻度とほぼ同等なのです。これらのデータを基礎に、このダビガトランは2010年米国、カナダで、そして2011年1月、本邦で心房細動患者における脳梗塞予防薬として認可されました。

Key Message

新しい抗血栓薬ダビガトランはこれまでの常識を覆した！
脳梗塞予防効果、大出血頻度、頭蓋内出血頻度は
必ずしもシーソーの関係ではない。

● そして、このデータを知れば気付くはずです。前節で記した医師・患者・患者家族の持つ脳梗塞予防への心理的抵抗感が激変してしまうことも…。変化する心理、これを列挙してみましょう。

医師：大出血、特に頭蓋内出血発生に対する不安、面倒な薬物調整に対する抵抗感

患者：食生活における制限、毎回の採血に対する抵抗感、大出血に対する不安感

家族：家族全員の食生活までもが影響を受けてしまうという抵抗感

Key Message

新規抗血栓薬は、人間の持つ心理を変え、
束縛からの解放を生む。

● いいことづくめのように見えてしまいますが、何事にも長所と短所があることは忘れてはいけません。ダビガトランの短所と考えられる点をすべて列挙してみましょう。

①胃腸障害の副作用がある（薬物をコーティングしている酸の影響とされています）

②1日2回の服用が必要である

③過量投与、あるいは大出血時に効果を迅速に消失させる方法が知られていない

④腎排泄であるため、腎機能障害（クレアチニンクリアランス＜30mL/min）の患者に使用できない

⑤本当に患者が薬物を服用しているかどうか、確認できない

⑥半減期が短く、服用を忘れるとすぐに効果が消失してしまう

● 確かに①～④は短所ですね。ただ、⑤は採血不要であるという長所の一側面

とも言えます。抗血小板薬では、本当に患者が服用しているかどうかを採血しながら確認している医師・患者を見たことがありませんね。また、⑥は内視鏡あるいは手術時には長所となるかもしれません。これまではワルファリン中止に伴い術前術後のヘパリン持続点滴を用いることが理想的とされてきました。ダビガトランでは侵襲的治療を行う日だけ薬物の服用を中止すればいいわけです。

- ワルファリンとの比較をもう一つしておきましょう。ワルファリンの効果はＴＴＲに依存することをすでに示しました。しかし、このダビガトランはＴＴＲという概念すら打ち破っています。微調整が不要なので、誰が投与してもその効果は同じということになります。では、先ほどの一次エンドポイントの図で、ワルファリン群はどのようなＴＴＲだったのだろう、ＴＴＲが異なれば優劣が違ってくるのでは…？と考えた方は大正解です。

TTR別にみたダビガトランとワルファリンの効果
（RE-LY trial）

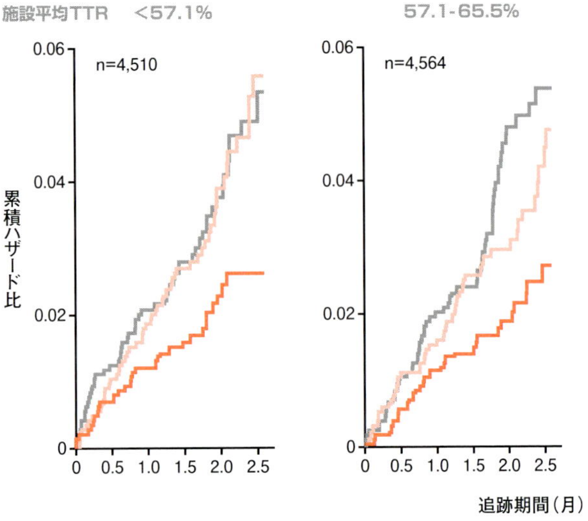

- 下に示す4つの図はこの臨床試験に参加した施設のTTR別にエンドポイントの発生を表したグラフです[71)]。TTRの良好でない施設では、ワルファリン投与よりダビガトラン投与が患者アウトカムにとって望ましいことが分かります。

Key Message

ダビガトランはTTRの概念を打ち破った。ある意味で誰でも簡単に、高いTTRのワルファリン投与効果をもたらす最新ツール。

- 時代が大きく変わっていることを実感していただけたでしょうか。

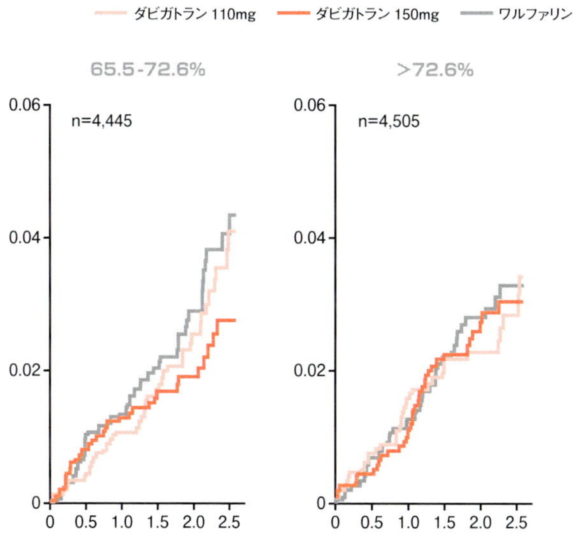

Lancet 2010; 376: 975より改変[71)]

Column | どのような患者にとってダビガトランが望ましいのだろう？

この問題はまだ誰も回答できないので、独り言…。
このような患者にとって望ましいだろう、あるいは患者が選択するだろうという順序で並べてみました。

①現在ワルファリン投与中でＴＴＲが低い患者（これではワルファリン投与の意味がないですね）
②現在ワルファリン投与中で、食生活の制限がきついと感じている患者（患者にとってハッピーな方がよいでしょう）
③脳梗塞二次予防目的にワルファリン投与を行っている患者（脳梗塞リスク、ワルファリン投与中の大出血リスクの高い患者です。ダビガトランを用いることで、いずれかのリスクを軽減できます）。
④心房細動の脳梗塞予防を新規に行う患者（ワルファリンでもよいと思うのですが、実際の生活制限や採血モニタリングをインフォームした時、多くの患者がダビガトランを選択するような気がします）。

逆にワルファリンが望ましいと思える患者は…

①人工弁装着患者（人工弁装着患者に対するダビガトランの効果はまだ知られていません。ワルファリンでなければならないのです）。
②現在ワルファリンで良好にPT-INRがコントロールされ、生活制限をあまり感じていない患者（新規抗血栓薬に変更しなければならない理由があまりありません）
③現在ワルファリン投与中で、毎回の診察で採血の上PT-INRを教えてもらうということが、治療に対するモチベーションとなっている患者（患者のモチベーションは何より重要です）。

ダビガトランに続く新しい抗血栓薬

リバロキサバン

- 時代の幕は抗トロンビン薬であるダビガトランが開きました。しかし、これで終わるのでなく、作用機序が異なるとも言える抗Xa薬に属するリバロキサバンを用いた大規模臨床研究の結果が2010年秋のAHA（米国心臓協会）で報告されました。ROCKET-AFと呼ばれるこの試験成績を紹介しておきます[89]。

- この試験の参加者はRE-LY trialより$CHADS_2$スコアが高く、2点の患者が13%、3点以上の患者が87%を占めました。脳梗塞や一過性脳虚血発作の既往を持つ患者が全体の50%以上を占め、ある意味で、神経内科医にとってより価値のあるエビデンスです。少なくとも$CHADS_2$スコア1点の患者を30%以上含んだRE-LY trialとは異なります。
その上で、リバロキサバンの脳梗塞予防効果はワルファリンと非劣性であることが証明され、大出血発生率もワルファリンと同等でした。

Key Message

抗Xa薬であるリバロキサバンでも
ワルファリンとの非劣性が証明された。

- ここで一つ不思議な事実を指摘しておきます。この臨床結果は、リバロキサバン1日1回服用から得られている結果なのです。ダビガトランでは1日2回でした。普通に想像すると、リバロキサバンの半減期はダビガトランより長いのだろうと考えますが、事実はその逆です。リバロキサバンの半減期は9～13時間、ダビガトランは10～14時間なのです。もちろん、活性を抑制する標的分子が異なるので単純な比較は妥当でないのかもしれません。

Key Message

新規抗血栓薬が教えてくれたこと…24時間ずっと凝固活性を抑制しなくても、間欠的な抑制で心原性脳梗塞は予防できる。

- 実に不思議です。ワルファリンを長く使ってきた歴史、この歴史の中で私たちは凝固活性は24時間抑制されていなければならないという思い込みをしてしまっていたようです。

Column ｜ 透析患者におけるワルファリンの使用

心房細動患者の中でも透析患者ではワルファリンのメリットがないことがセンセーショナルに報告されました。心房細動合併透析患者の観察研究では、ワルファリンを服用していた患者の方がむしろ出血性脳卒中が多く、患者アウトカムが不良であったとされています[90)]。この報告を見ると透析患者ではむしろ抗血栓薬を処方しない方がよいと感じます。もちろん無作為化比較試験ではないので今のところ結論付けることはできませんが…。

しかし、それ以上にこの報告では興味深い数字が示されています。$CHADS_2$スコアの平均が3に近い患者像で無投薬時の脳梗塞発症率が年間約2%に近い低い数字なのです。なぜ透析患者では脳梗塞発症率が$CHADS_2$スコアで予想されるものと異なるのだろう? 透析患者は、透析時に間欠的なヘパリンによる抗凝固療法を自然に受けています。そして、半減期の短い新しい抗血栓薬の効果を知れば、この間欠的なヘパリン投与にもそれなりの意義があると考えざるを得ないと思います。

透析患者におけるワルファリンの効果

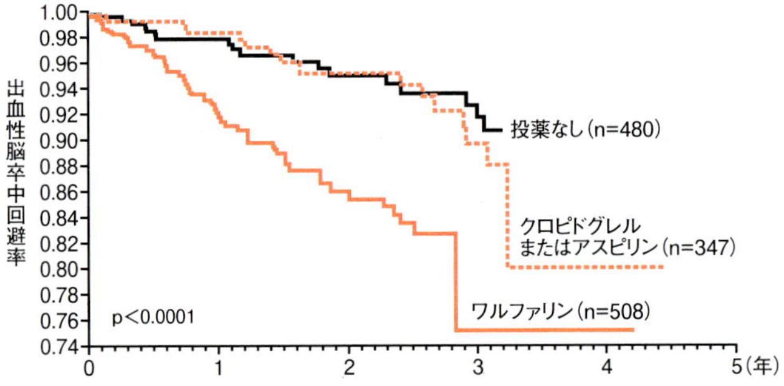

J Am Soc Nephrol 2009; 20: 2223[90)]

$CHADS_2$ スコア1点の患者はどうする?

- 新しい抗血栓薬の登場は喜ばしいことです。「心房細動患者の脳梗塞予防が行いやすくなったな」という感じでしょうか。しかし、ことはこれだけでは終わらないのです。

Key Message

新しいツールが手に入れば、ものの考え方が変化する。

- なんのことなのかといぶかしく思われるかもしれませんが、$CHADS_2$スコア1点の患者に対する考え方が近々大きく変化してしまうだろうと感じているのです。

- この$CHADS_2$スコア1点の心房細動患者は日常臨床では極めて多く、われわれの病院では心房細動患者初診者の約30%も占めています。この患者集団に対して、ワルファリン投与を行うべきかどうか、残念ながら誰も答えが出せません。実際、この患者集団に対して、欧米のガイドラインではアスピリンもしくはワルファリンの投与を、本邦のガイドラインではワルファリン投与を考慮してもよいという、いずれも奥歯にものがはさまったような推奨になっています。

- この理由に、$CHADS_2$スコア1点の患者に対するワルファリン投与のメリットとデメリットが拮抗していることが挙げられます。残念なことに脳梗塞予防目的に投与したワルファリンにより、一方で頭蓋内出血が増加してしまうことが足を引っ張っているのです。ワルファリン投与により回避される脳梗塞と、投与によって生じた頭蓋内出血の発生率が拮抗してしまう…これが$CHADS_2$スコア1点の患者集団に対するワルファリン投与の現実です。

● 一般的にワルファリン投与中に生じた頭蓋内出血は致命的であることが多いことから、もしかするとこの病態は心原性脳梗塞よりたちが悪い状態とも考えられます。そこで、出血性脳卒中が脳梗塞の1.5倍患者に対して悪影響をもたらすという仮定を置いて、ワルファリン投与の損得を検討したという論文があります[91]。

CHADS$_2$スコア別に見たワルファリン投与のベネフィット

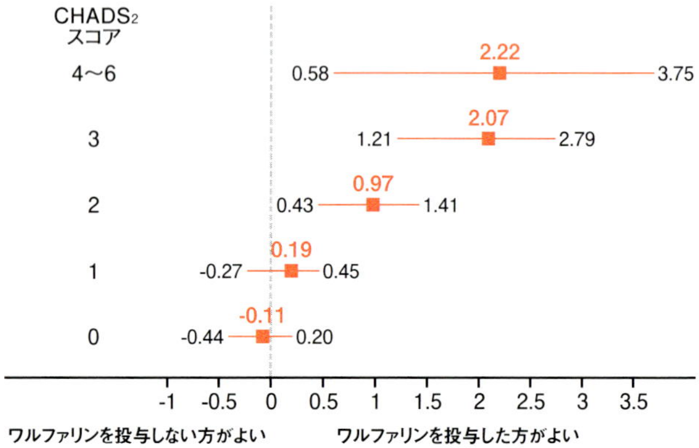

Ann Intern Med 2009; 151: 297[91]

● プロットが右にあれば脳梗塞・頭蓋内出血の両者を考慮してもワルファリン投与が優れていることを表しています。ワルファリン投与はCHADS$_2$スコア2点以上で明らかに優れた治療法だと理解できます。しかし、1点ではどちらともいえないという結果になっていますね。現在のガイドラインはこのようなデータに基づいて勧告されており、臨床現場で0〜1点の患者に対しては患者個別に（個人の嗜好も加味して）考えるしかないという曖昧な結論にならざるを得ません。

Key Message

CHADS$_2$スコア1点の患者では、
ワルファリン投与のメリットとデメリットが拮抗してしまう。

- ここでRE-LY trialの結果を思い出してみましょう。心房細動患者に対してダビガトランを投与して脳梗塞予防を行った時に…頭蓋内出血は投与しない場合と同等で、かつ出血性脳卒中の発症はワルファリンに比べて約70%も減少していたのです。そしてこの試験のサブグループ分析で、このようなダビガトランの脳梗塞と頭蓋内出血に対する影響はCHADS$_2$スコアに依存しなかったとされています。

- つまり、CHADS$_2$スコア1点の心房細動患者に対してダビガトランを投与すると、出血性脳卒中あるいは頭蓋内出血をほとんど増加させることなく、ワルファリンと同等（110mg群）もしくはそれ以上に（150mg群）脳梗塞を予防できるということになりますね。

- ワルファリンで描かれたメリットとデメリットの図は大きく書き換えられてしまうだろうと予想できます。ダビガトランを用いることができれば、CHADS$_2$スコア1点の患者に対して、脳梗塞予防を躊躇する理由がなくなってしまいそうです。

Key Message

新しい抗血栓療法の時代では、CHADS$_2$スコア1点の患者まで脳梗塞予防が行われる可能性が高い。

- これは、医療が進歩すればメリット・デメリットに関する考え方が変わり、スコアの用い方までが影響されるという、臨床試験そして事実がもたらす良い側面を物語る一例だと思っています。薬物が実際に患者に投与され、その結果患者アウトカムがどうであったのかという事実こそが出発点であり、そこから概念が変わるのでしょう。少し前まで当然と思われてきた、脳梗塞予防と大出血というシーソーの関係が崩れ、医療が形を変えていく…そのように感じています。

Key Message

**頭の中にあるものではなく、フェアーな臨床試験の結果が、
新しい概念を形成し、医療を変革することがある。**

新しいリスクスコアの誕生

- 多様な心房細動患者に対して脳梗塞予防を行う、この際に大きな手助けをしてくれたのがCHADS$_2$スコアという戦略でした。多様な患者をセグメントに分けることによって物事を単純化してくれたのです。ワルファリンという「ツール」の存在は何よりも必要でしたが、CHADS$_2$スコアという「戦略」はそれ以上に重要な役割を演じてくれています。

Key Message

ワルファリンのパートナーは、CHADS$_2$スコアという戦略。

- 何を強調したいか…それは、CHADS$_2$スコアがワルファリン時代のスコアであるということです。このリスクスコアはワルファリンという薬物のメリット・デメリットに適合していて、ワルファリンを用いている限り患者の層別化に適しています。そして、まもなく新しい抗血栓薬が続々と使用可能になるでしょう。その時、おそらくこれらの新規抗血栓薬のメリット・デメリットに適合した新しいリスク層別化が求められるのではないでしょうか。

- もう一つ、CHADS$_2$スコアを使いながら、今、私たちがその限界を感じ始めたということを挙げなくてはなりません。その限界とは、CHADS$_2$スコアが0点、1点の患者でも脳梗塞が発症してしまうことが少なからずあるということです。

Key Message

CHADS$_2$スコア0点、1点の患者でも脳梗塞は発症する。

- このことは148ページの図からも明らかですね。「ワルファリンを投与しなくてもよい」=「脳梗塞をほとんど発症しない」、と単純に考えてしまいやすかったということなのかもしれません。しかし、社会における脳梗塞予防の要求度がますます大きくなり、脳梗塞予防をしなくてもよい患者とすべき患者をもっと明確に分別できないかという新しい時代の要請が生じていると思います。
そしてここに$CHADS_2$スコアに代わる新しいリスクスコアCHA_2DS_2-VAScスコアが誕生したのです。新しい抗血栓薬の出現と社会からの要請に基づいて生まれたものでしょう。

Key Message

新規抗血栓薬に適合した戦略：
新しいリスク層別化…CHA_2DS_2-VAScスコア。

- では、ここでこの新しいリスクスコアの構成要素と点数を記します。年齢が重要視され、75歳以上を2点、65〜74歳は1点とされ、その他に動脈硬化性疾患（心筋梗塞、閉塞性動脈硬化症など）と女性という要素が1点とカウントされ、計0〜9点のスコアになりました[93)]。このスコア別に年間脳梗塞予測発症率が提示されています[93)]。

CHA2DS2-VAScスコアと年間脳梗塞発生率

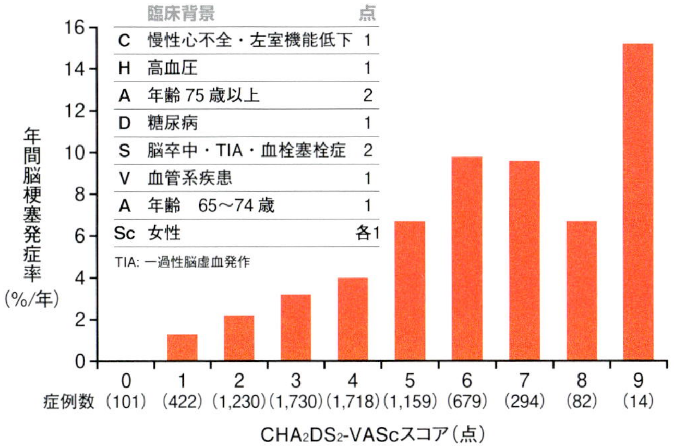

Stroke 2010; 41: 2731 [93]

● 正直なところ私は、点数が細分化されすぎてグラフがこなれていないような気がします。しかし、このスコアの良いところは0点の患者ではほぼ脳梗塞は起きないと予測できることなのです。

Key Message

新しい抗血栓薬の時代

CHA2DS2-VAScスコア　0点：抗血栓薬不要

CHA2DS2-VAScスコア　1点：灰色ゾーン

CHA2DS2-VAScスコア　2点以上：ワルファリンもしくは新規抗血栓薬による抗凝固療法

● これは、ESCによる新しい心房細動ガイドラインに明示されています。しかし、同時にこの複雑そうなCHA2DS2-VAScスコアをそのまま臨床現場で用いることができるのでしょうか? 私はなかなか納得できないのです。というのも、リスク層別化は「戦略」です。複雑な戦略は現場で役に立ちにくいということは、昔からの戦略論の基本として知られています。このスコアをそのまま現場に持ち込もうとすると、診察室の壁もしくは机に貼るしかありません。それを見ながら、「あなたは3点ですから、予防をしなくてはならないですよ」という患者教育には使えるかもしれませんが。

- 私自身が現時点でどのように考えているか…これを下の図に表します。

筆者が考える抗血栓療法の適応

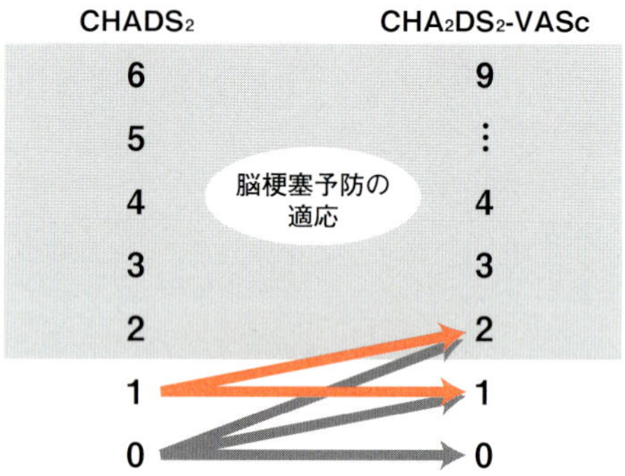

- CHADS$_2$スコア、CHA$_2$DS$_2$-VAScスコア共に2点以上を抗血栓療法（ワルファリン、新規抗血栓薬）の適応としています。ここであらためて考えてほしいのは、これまでCHADS$_2$スコア1点とされていた患者の多くは、CHA$_2$DS$_2$-VAScスコアでは2点以上になる可能性が極めて高いということです。調べてみましょう。

現在CHADS$_2$スコアが1点の患者は…

75歳以上：これだけで新しいスコアでは2点

心不全：65歳以上、女性、動脈硬化性疾患のいずれかであれば2点以上

高血圧：65歳以上、女性、動脈硬化性疾患のいずれかで2点以上

糖尿病：65歳以上、女性、動脈硬化性疾患のいずれかで2点以上

- 実際にCHA_2DS_2-VAScスコア2点の患者の予測年間脳梗塞発症率は2.2%であり[93]、これは$CHADS_2$スコア1点のものとほぼ同じになっています。

Key Message

新しい抗血栓薬の出現と時代の要請で、
抗血栓療法の適応となる閾値が低下した！
それは年間予測発症率 — 2%。

- 新しいスコアの登場により、抗血栓薬不要と断言できるのは65歳未満の男性で、心不全・高血圧・糖尿病・動脈硬化性疾患という合併症が全くない患者に限られようとしています。逆に言えば、全く危険因子のない患者でも65歳以上になれば抗血栓療法を考えてもよいという時代が訪れつつあります。

- こんなに抗血栓療法の適応を拡大していいのだろうか? 大出血が増えないか? こんな疑問は当然生じると思います。だから、その歯止めとして、新しい大出血のリスクスコアが考案されました。

Key Message

拡大する抗血栓療法の適応…その歯止めとして登場した
HAS-BLEDスコア。

● HAS-BLEDスコアの説明をしましょう。これはEuro Heart Surveyで観察された大出血イベントから考案されたスコアです。スコアの構成要素と年間大出血発生率を示します[94]。

HAS-BLEDスコアと年間大出血発生率

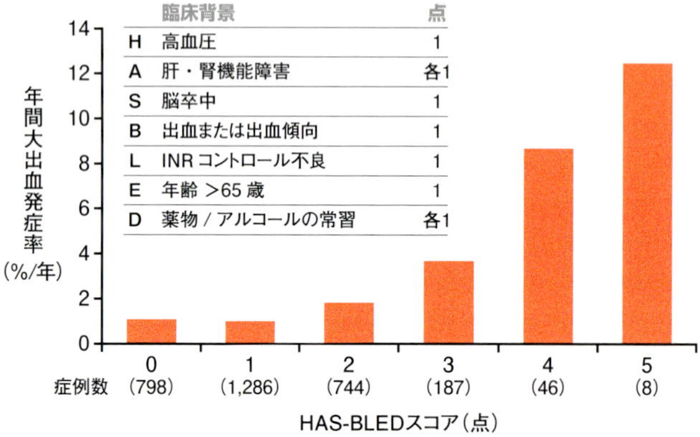

Chest 2010; 138: 1093[94]

● HAS-BLEDスコアが3点になると大出血発生率が顕著に増加することが分かります。

Key Message

HAS-BLEDスコアが3点以上では大出血発生率が高くなる！

● これを知って私たちはどう行動すればよいのでしょう? ここが疑問ですね。抗血栓療法をしなくていいのか、してはいけないということなのか、ますます迷う気もします。このHAS-BLEDスコアはCHA_2DS_2-VAScスコアとコンビを組んでいます。アクセルに対するブレーキ役と考えればよいのですが、どのようにこのブレーキを使えばよいのか分かりません。せいぜい「注意しましょう」というところでしょうか?

- そうであれば…このHAS-BLEDスコアを一生懸命覚えてもあまり役に立つとは言えないような気もします。

Key Message

「戦略」は、その後の行動指針を決定するものでなければ有効とは言いにくい。

- $CHADS_2$スコアは戦略として抜群でした。誰でも覚えられる単純さがあり、「2点以上はワルファリン」という医療行動をすぐに決定してくれました。「戦略」の見本ともいうべき特徴を備えています。

- これからの新しい時代に適合した新しいリスクスコアはぜひ必要です。私はそう思います。と同時に、「戦略」に必要な①単純さと②医療行動との明確な関連性も求められています。まだ過渡期なのかもしれません。

- というわけで、私はこのHAS-BLEDスコアが覚えられないので、この中で重要な要素、すなわち「高齢・高血圧・大出血や脳梗塞の既往のある患者」には用心して抗凝固療法を開始するという、昔から伝えられている教えとして理解しています。これまでは、ワルファリン導入を緩徐に行うという手段しかありませんでしたが、例えばダビガトランなら110mg×2/日（あるいはそれより低用量から）開始し、数ヵ月は受診を頻回にするということを頭に置いています。

第4章

Last Step
…症状を取り除こう

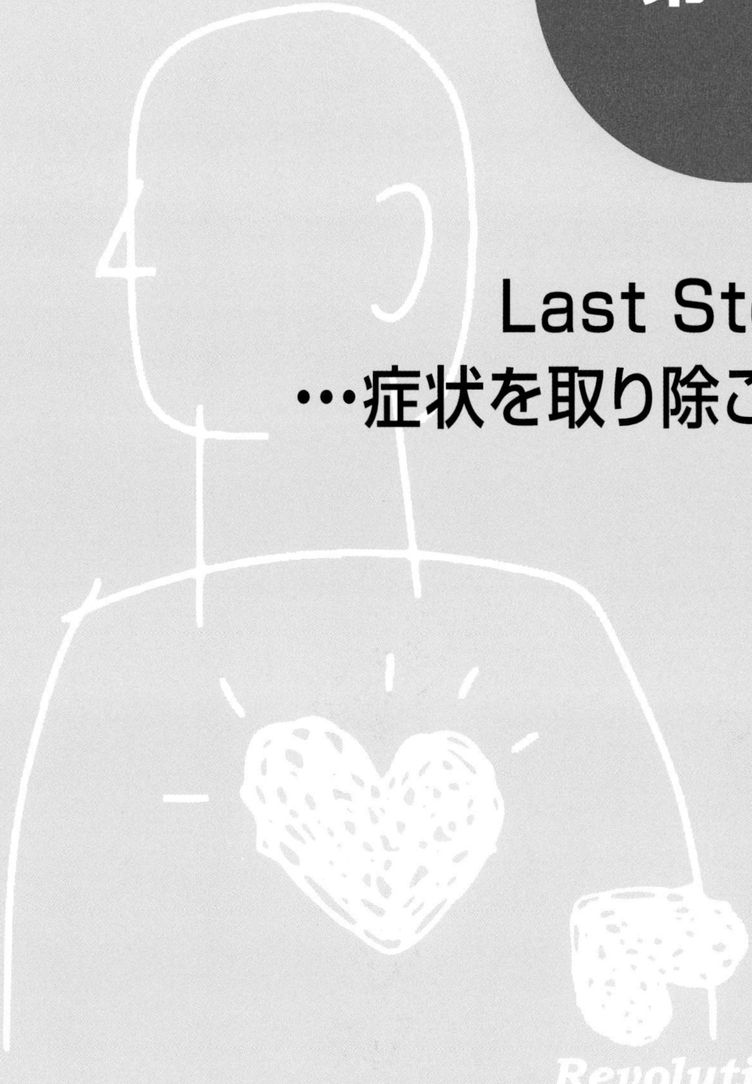

Revolution
When Physicians Meet Patients
with Atrial Fibrillation

最後のステップで患者の満足度向上を目指そう！

- First Step、Second Stepと進んで、心房細動患者の将来はきちんと下支えされています。そして、この最後のステップで患者の症状を取り除く、緩和するという心房細動の治療を行えば、完璧です。何度も繰り返しますが、この順序を間違えると、長い意味での大きな失敗につながりかねないので注意しましょう。

- 心房細動の治療には大きく考え方の異なる治療方針がありました。①抗不整脈薬やカテーテルアブレーションを用いて、洞調律維持を目指す方針（洞調律維持治療）、②心房細動を受容し、心房細動中の心拍数をジギタリス、β遮断薬、Ca拮抗薬などでコントロールする方針（心拍数調節治療）です。両者を同時に行っても構いません。歴史的には、②の治療方針から、治療ツールの拡大に伴って①の治療方針へ徐々に移行してきたように思えます。しかし立ち戻って考えた時、各患者でどのように思考して治療方針を決めればよいのでしょう。

- これまでの話で、洞調律維持、心拍数調節という全く違う治療方針の間で、患者の生命予後が変わらないこと、脳梗塞の発症も変わらないことは分かったけれども、心不全の発症という点はまだ解決されていないのでは？ と考える読者がおられるかもしれません。そこでまず、この点についても両者の治療方針の間に優劣があるかどうかを確認しておきましょう。

- 次ページの表にAFFIRM study、RACE study、J-RHYTHM studyにおける入院を要する心不全の発症頻度をまとめてみました。国、対象患者、観察期間のすべてが異なるので、各研究の数字は異なっていますが、洞調律維持と心拍数調節という治療方針の間に有意な差はないことが分かります。

心不全の発症頻度―洞調律維持治療 vs. 心拍数調節治療

研究名	入院を要する心不全の発症頻度 洞調律維持治療	入院を要する心不全の発症頻度 心拍数調節治療	国	平均観察期間
AFFIRM [20]	2.7%	2.1%	アメリカ	3.5年
RACE [95]	4.5%	3.5%	オランダ	2.3年
J-RHYTHM [21]	1.5%	1.4%	日本	1.6年

各論文を基に著者作成

- 心臓血管研究所では、この事実を別の方法でも確かめています。心不全入院の既往のない心房細動患者248名の長期フォローアップで心不全が生じる頻度を調査し、その上で洞調律維持薬や電気的除細動の持つ意義を検討しました。その結果、日本人心房細動患者は年率約2%で入院を要する心不全を発症していました。しかし、抗不整脈薬の投与や電気的除細動は、この頻度を減少させることはできませんでした[96]。心不全発症に影響を与える独立した危険因子は、基礎心疾患を有すること、12誘導心電図上左室肥大を呈することの二つだけで、このことはFirst Stepの管理が重要であることを支持するものです。

Key Message

洞調律維持と心拍数調節との間で、心不全発症率は変わらない。

- 心不全患者では違うのではないかという疑問に対しては、すでに42ページで示したようにAF-CHF studyがその答えを出してくれています。
現時点では、生命予後、脳梗塞、心不全という三点において、今利用できるツールを用いる限り、洞調律維持と心房細動受容のどちらか一方を積極的にサポートしてくれるエビデンスはありません（これまではこのような三つの観点から、洞調律が望ましいという説明を患者にしてきたという歴史がありますが、その科学的根拠は現時点で希薄なのです）。では、どのような観点から、自分の目の前にいる心房細動患者の洞調律を目指すのか、心房細動のまま心拍数調節をすればよいのかを決めればよいのでしょうか?

Key Message

洞調律維持、心拍数調節を用いて患者の満足度を向上させよう。

- これに尽きるのではないかと思います。どちらか一方を選ばなければならないという意識はどこから来たのでしょう? 私には、きっと長い歴史の上で操作されてきた(机上の)設問に過ぎないのではないかという気がします。結局、どちらでも患者さんさえ、満足すればよいのではないでしょうか。これが今の私の思いです。何しろ、どちらが良いと医師がもっともらしく述べる科学的根拠はないのですから。

Key Message

意識しよう!重要なのは「心電図」ではない、「患者」そのものだ。

- それならば、洞調律維持の良い点は何なのかをしっかりさせておくことだけで十分です。これはすごく単純です。「ドキドキする」「息切れがする」というような症状を取り除く、緩和するということです。心拍数調節治療にもこのような効果がありますが、洞調律維持治療は(奏効すれば)心拍数調節より効果的であるということです。単純すぎて申し訳ないのですが、逆に言えば現時点の洞調律維持治療の意義はこれに尽きてしまいます。生命予後、脳梗塞、心不全などと大風呂敷を広げなくてよいのです(というより、広げることができないのです)。

Key Message

洞調律維持、心拍数調節のいずれを選択するか。
どちらもしない? あるいはどちらも行う?
これは患者の症状、QOLの観点から考える。

- 無症状の患者は、その時点でQOLが心房細動によって全く損なわれていない患者です。新たな治療はきっとなんらかの形でQOLを損なうでしょう。この損失を患者、医師がどのように受け取るかで、治療方針が決まってくるのでしょう。

- 症状が著しく強い患者では、おそらくいずれの治療も症状を緩和すると思いますが、多くは洞調律維持治療を望むと予想されます（症状がきついのですから、少しの緩和では満足しないでしょう）。この場合は、おそらく治療に伴う副作用への不安感などは消し飛ばされるでしょう。

- では、両者の中間ではどうなのか? これはもう患者の嗜好、preferenceの問題です。症状緩和への期待と不満、副作用への不安、電気ショックへの不安、薬物服用回数の面倒さ、カテーテルアブレーションへの期待感と不安、これらもろもろのものが患者の気持ちに混在しています。そして最終的には、患者の価値観に最も沿うものが選択されるのが理想的なのだと思います。

- これまで、洞調律維持、心拍数調節という治療方針が患者のQOLにどのような影響を与えるかについてたくさんの研究がなされてきました。大規模臨床試験の二次評価項目としても検討されています。しかし、それぞれの研究結果はばらばらで、混乱しているかのように見えます。当たり前です。治療効果は、治療前の状況に大きく左右されます。そして、心房細動患者の治療前QOLは幅広く分布してしまっているのですから。

Key Message

心房細動自体の治療方針は、患者の嗜好で決めてよい。

- 気張って、洞調律維持か、心拍数調節かにもう悩む必要はありません。これは、各患者で異なるばかりでなく、把握しにくいQOL相手の仕事です。分からないなら、試しにいろいろやってみればよいと思います。うまくいかなければ、もう一方の手を使ってみる、あるいは両者の手を使ってみる、その上でただ単に「あなたはこれまで行ってきた治療の中でどれが一番お好みでしたか?」と聞けば、その答えはおのずからpatient-basedで出てくるはずです。これが、心房細動自体の治療、Last Stepです。

- 各個別患者を前にした時、本当はその患者に適した方法はあるに違いないのでしょう。しかし、エビデンスは単純に教えてくれない。ならば、EBMの中で占めるエビデンス以外の要素、つまり医師の診療経験と患者の嗜好を重視してよいのです。まさにここは患者背景をよく知ったGeneralistの腕の見せどころだと思います。

Key Message

洞調律維持か、心拍数調節か、
患者の嗜好と自らの診療経験を重要視しよう!

洞調律維持治療と心拍数調節治療の実態は?

- 患者の嗜好と自らの診療経験といっても、やはり周囲の医師はどうしているのだろうか、と気になると思います。私たちの実態を44ページに示しましたが、もう少し客観的なデータから実態を見てみましょう。実態を知ればそれほど気張らなくてもよいことが分かるはずです。

- まず1991年～2007年に行われたカナダの登録研究を示します。CARAF studyと名付けられていますが、まず時代別の洞調律維持治療と心拍数調節治療の推移を見ておきましょう[97]。

カナダにおける心房細動患者に対する薬物治療の推移
（CARAF study）

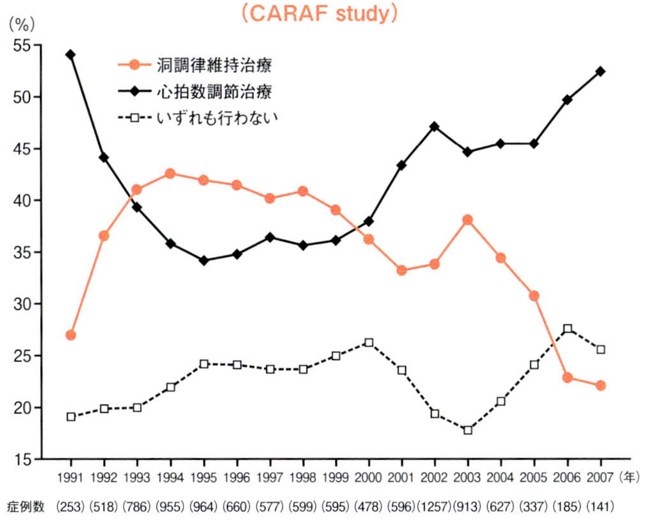

Heart Rhythm 2010; 7: 1171[97]

- どちらの治療も行わないという患者が時代を通じて20%～25%を占めています。洞調律維持治療については、1990年代には約40%を占めていましたが、AFFIRM study、RACE studyが発表された2002年以降激減していることが分かります。その裏返しになりますが、心拍数調節治療が増加し、最近では約50%も占めています。

Key Message

カナダの実態調査では…心房細動そのものに対して、洞調律維持治療25%、心拍数調節治療50%、どちらも行わない25%。

- この実態を見ると、筆者の病院の方がむしろ洞調律維持治療を積極的に行っているとも言えそうです（それでも50%に満たないのですが…）。これらは発作性と慢性心房細動の両者を合算して示したものなので、まだ分かりにくい側面があるかもしれません。また、これはカナダの特徴なのかもしれません。そこで、次にこのテーマをグローバルで検討した観察研究（REcordAF registry）があるので、お示ししましょう（残念ながら日本は参加していません）[17]。

国別にみる心房細動の治療方針

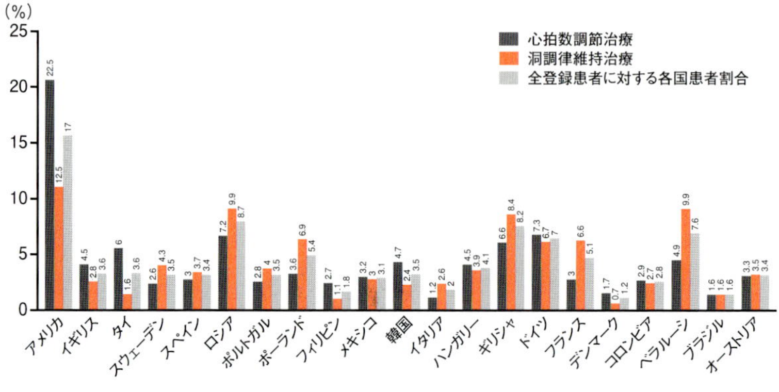

Am J Cardiol 2010; 105: 687[17]

- この研究は2007～2008年の1年間に患者登録がされているのですが、無治療の患者は登録されていませんのでCARAF studyとの単純比較は難しいかもしれません。ただ興味深いことに、国によって洞調律維持治療と心拍数調節治療の位置付けが若干異なっています。そしてもっと重要なことは、どの国でも一つの治療方針が他を凌駕することはなく、両者がバランスよく選択されている現実が見てとれます。

  次に、この研究で、心房細動のタイプ別に治療方針がどのようであったか見てみましょう。

心房細動のタイプ別治療方針

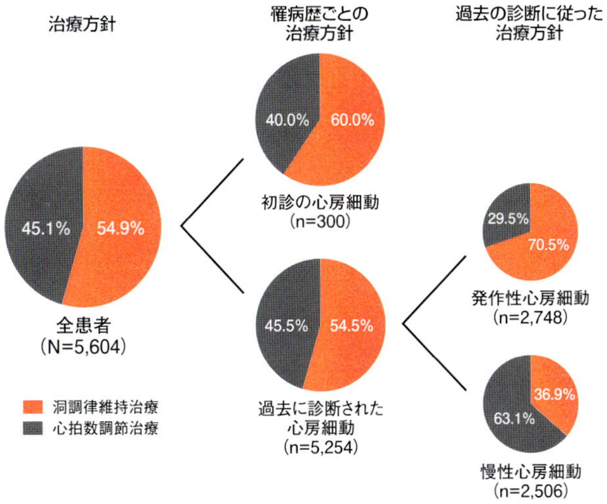

Am J Cardiol 2010; 105: 687[17)]

- 心房細動すべてを包括すると、洞調律維持治療と心拍数調節治療が拮抗しています。タイプ別にみると若干異なりますが、どちらが優勢とは言えないようです。
  - ・初めて診断された心房細動：洞調律維持治療約60%、心拍数調節治療約40%
  - ・発作性心房細動：洞調律維持治療約70%、心拍数調節治療約30%
  - ・慢性心房細動：洞調律維持治療約37%、心拍数調節治療約63%

Key Message

グローバルの実態調査で、洞調律維持治療と心拍数調節治療はバランス良く選択されている。

- この研究では、どのような患者に対して洞調律維持治療がなされやすいかの検討も行われています。日常臨床の参考になりますので列挙しましょう。

  ・若年者

  ・器質的心疾患や心不全がない

  ・初発の心房細動もしくは発作性心房細動

  ・症状があること

  まさしく普通の臨床感覚で理解できるのではないでしょうか。

- そして、もう一つ重要なことが、米国の別の登録研究AFFECTS registryで明らかになっています。これは、洞調律維持治療を選択した場合にも、約4分の3の患者で同時に心拍数調節治療がなされていたということです[98]。CARAF studyではどちらも行わないという患者群が相当数いたのですが、このAFFECTS registryは逆にどちらも同時に行うという患者が相当な数存在していることが分かります。

Key Message

実際の登録研究を見れば、洞調律維持か心拍数調節か、どちらかを選ばなければならないという考え方自体が虚像だと分かる。

- どうしても自分で決めるのは…と戸惑う場合には

  1）無治療で様子を見る

  2）心拍数調節治療をしてみる

3) 洞調律維持治療をしてみる

4) 洞調律維持+心拍数調節治療をしてみる

の順に試行錯誤してみてはどうでしょう? それは十分に許される実態があると思います。

Column | 患者の満足度と治療方針（J-RHYTHM studyから）

日本で行われたJ-RHYTHM studyは、発作性心房細動を対象として洞調律維持vs.心拍数調節治療の無作為化比較試験でした。患者の予後という観点からは両者は同等と位置付けられましたが、同時に患者が割り付けられた治療を継続できたか（つまりある程度満足したか）を調査しています[21]。

洞調律維持と心拍数調節治療の患者満足度
（J-RHYTHM study）

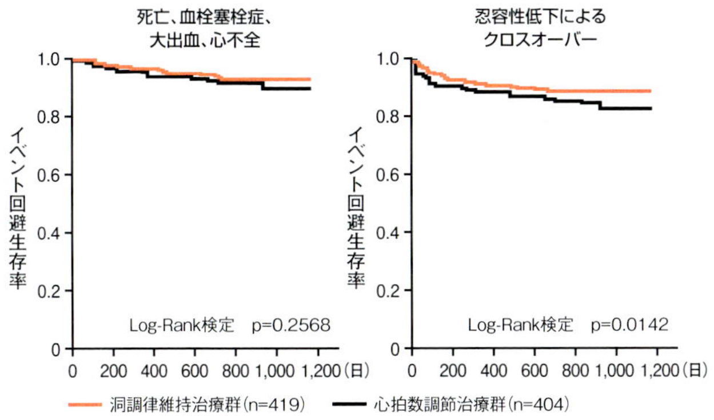

Circ J 2009; 73: 242[21]

この結果を見ると、患者の視点から見てもどちらかの治療でなくてはならないということはなさそうです。心拍数調節治療でも約80%の患者に忍容性があり、抗不整脈薬による洞調律維持治療では約90%の患者に忍容性があることが分かります。つまり、この試験に参加した患者の80%はどちらの治療でも忍容性があったということになるのでしょう。いずれの治療方針が正しいか、このことに固執することは患者の視点からもあまり意味がないことが分かります。むしろ、患者に決めてもらうくらいが正解ではないかと感じるのですが、いかがでしょう?

治療を始める前に [1]

初発の心房細動

● 心房細動に対する治療の考え方は述べましたが、その上で治療を始める前に、幾つかの注意点、あるいは知っておくと便利なことを述べておきたいと思います。ここでは、「初発の心房細動」がテーマです。

● 初発の心房細動は厄介です（かつ初診患者というなら、これは循環器専門医でも対処に困る存在です）。

・患者の背景因子に関する情報量が少ない
・患者も初めての経験であり、症状がある場合にはそれが強いばかりでなく、パニック状態となっていることがある
・逆に症状が全くない場合には、そもそも患者側に治療意欲がわかないことが多い

この三つの要素は順序立った治療の邪魔をします。First Step、Second Stepを万全にする時間的な余裕が、患者の症状が強すぎて縛られてしまうという感覚（First Step、Second Stepを踏む前に、Last Stepの洞調律維持をしなければならないという切迫感とでも言えばよいでしょうか）、あるいは逆に無症状の場合には一生懸命説明しても患者に響かないという感覚でしょうか。

1）初発の発作性心房細動でどうしよう？

● このような場合に医師側が自信を持って対処するには、まずこのような初発の心房細動はどのような運命をたどるのかを知っていることだと思います。先述したカナダのCARAF studyでは初発の発作性心房細動患者約900名が登録され、その後の経過観察の結果が報告されています。

初発心房細動例の再発率と時期
（CARAF study）

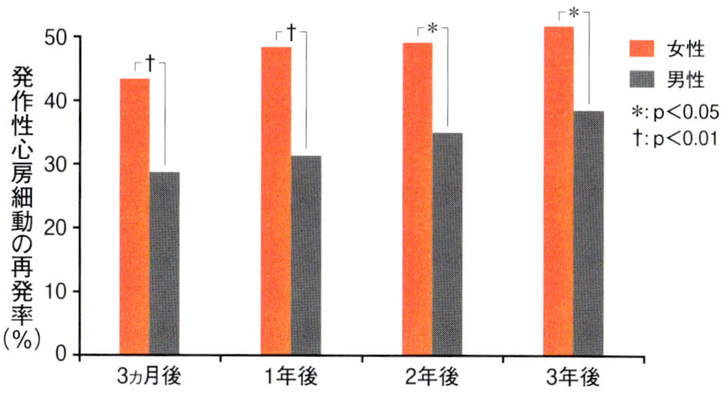

Circulation 2001; 103: 2365[99)] より改変

- コホート研究のため治療内容はさまざまですが、半数以上は抗不整脈薬の継続治療を受けていない状態での心房細動再発率が示されています[99)]。なんと、約半数の患者は数年の間再発がありません。そして、残りの半数では再発していますが、多くは初発の心房細動発症後間もなくの3ヵ月以内に再発していることが分かります。

Key Message

初発の発作性心房細動患者の約50%は再発しない。
（今回は、たまたま何かのきっかけでなっただけ）

- この事実を知っているかどうかでずいぶん安心感が違うのではないかと思います。このような千差万別の患者を前にして、急いでLast Stepの洞調律維持をする必要はありません（下手をすれば、脳梗塞を作ったと言われかねません）。他の心房細動患者と同じように、First Step、Second Stepを着実に行うことが賢明です。

● では、患者の症状やパニックにはどのように対処すればよいのでしょうか？ これは、より安全な方法で開始しておくことです。First Step、Second Stepが万全になるまで、とりあえずの手段としてただそれを継続すればよいと思います。

具体的には、心拍数調節を行い、その上で心房細動に関する説明を行い、必要なら精神安定薬を用いるということになります。Second Stepが終了次第、改めて洞調律維持か心拍数調節かを考えたり、試行すればよいでしょう。実際には、First Step、Second Stepの治療を行っている間に、自然に心房細動が停止してしまうことが圧倒的に多いと思います。そして、これはhealthy responder effects（50ページ）を見ている気がしています。

● ちなみにこのとき、脳梗塞になってしまうかもしれない、と心配されるかもしれませんが、私たちは医療行為によって脳梗塞を作ったわけではなく、また脳梗塞予防をしなかったわけでもないので責められるいわれはないと考えます。幸い、私にはこんな経験はありませんが、絶対脳梗塞になりたくないというなら、現時点では循環器専門病院に紹介するしかありません。入院の上、ワルファリンの効果が現れるまで、ヘパリン漬けにすることが必要になります。しかし、まもなく「服用すればすぐに効果が現れる」新しい抗血栓薬を用いることができるようになるので、この問題もなくなるはずです。ダビガトランなら、その日から脳梗塞予防ができるので安心です。

Key Message

発作性心房細動の初発でも、治療のStepは変えない。
症状が強い場合でも、Second Stepまで行い、
心拍数調節治療（＋精神安定薬）でとりあえず対処する。

● 自然に停止したり、あるいは洞調律維持治療によって洞調律となったら、その後どうすればよいのでしょうか？ 半数の患者は再発しません。個人的には、Second Stepの脳梗塞予防までを行って、（抗不整脈薬は投与せず）3～6ヵ月心房細動の再発があるかどうかを観察しています。再発がなければ、その時点で脳梗塞予防も中止します。再発があれば、再発性心房細動として患者の満足度向上をあらためて図ることになります。

2）初発の慢性心房細動でどうしよう？

- 初発の心房細動で症状を伴う場合の多くは発作性心房細動です。逆に、初発の心房細動で症状を伴わない場合の多くは慢性心房細動だと思います。健康診断で見つかった心房細動などがこれに当たります。

Key Message

初発の無症候性慢性心房細動の治療方針は難しい。

- なぜ難しいか? これはこのような患者がいずれどうなるのかという情報に乏しいからです。判断する根拠が少ないのです。最も困る点は、患者の歴史が分からないということです。症状のない心房細動発作を繰り返しながら（症状がないので心電図記録はなされていないはずです）、最終的に慢性化して見つかったものかもしれません。あるいは、本当に初めての心房細動がたまたま停止しなくなった結果なのかもしれません。前者なら電気的除細動で無理矢理洞調律にしても、その後また無症状の心房細動が再発して同じことを繰り返すでしょう。それを予防するなら、抗不整脈薬の投与をすることになりますが、無症状の患者に抗不整脈薬を投与しても効果判定が難しく、ただ副作用を招くだけのことになるかもしれません。逆に後者のように本当の初発発作性心房細動がたまたま慢性化したものならば、除細動してあげれば半数が再発しないことになり、何も行わないということは少しもったいない気もします。

- いずれにせよ、慢性心房細動は通常の抗不整脈薬で洞調律に戻すことは難しいので、介入するとなれば電気的除細動しかありません。そこで、少し古いものですが、持続性心房細動を電気的除細動するとその後どうなるかというデータを見てみましょう[100]。必ずしも初発の無症候性慢性心房細動ではないので、その点は考慮しておいてください。

電気的除細動後の洞調律維持率

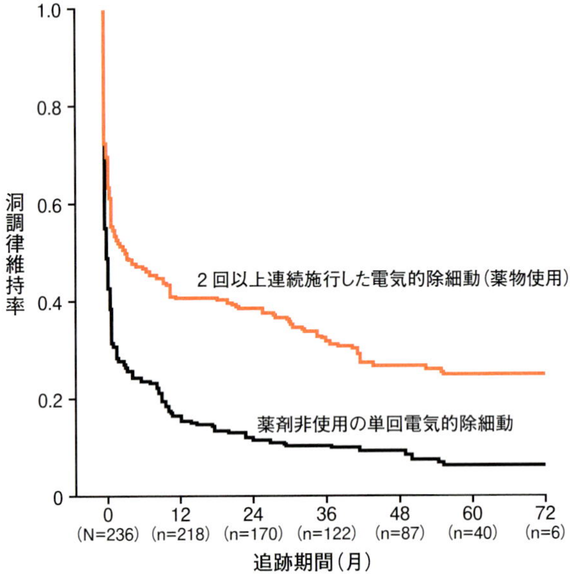

Arch Intern Med 1996; 156: 2585[100]

- 電気的除細動後の再発率は極めて高く、無投薬では1年後洞調律を維持できている患者は20%にも満たず、抗不整脈薬を使用しても約50%は再発しています。ただ、逆に言えば、再発しない患者もいることは事実ですね。この研究では、再発しやすい患者の特徴として、①3年以上持続した心房細動、②運動耐容能の低い患者、③56歳以上という年齢を挙げています。その意味では、運動耐容能の良い若年者に限っては電気的除細動を積極的に勧めていいという根拠になるかもしれません。

Key Message

初発の慢性心房細動、若年者では
電気的除細動を行う価値があるかもしれない。
逆に言えば…高齢者では心拍数調節治療で十分ではないか。

- ここでも基本は同じだと思います。患者本人が何を望んでいるのか…これがすべてではないでしょうか。その上で患者本人が同意した場合には、循環器専門医に紹介して電気的除細動を行ってもらいましょう。その他の場合には、自信を持って心拍数調節治療を行えばよいと思います。

治療を始める前に［2］

症状と心房細動の関係あれこれ

- ここでは、心房細動の症状とQOLについて少し述べておきたいと思います。単純に考えると、心房細動の症状が頻回であるとか強いということと、患者のQOLが悪いということを比例させて考えがちです。ただ、こんなに単純でないことはすぐに想像できると思います。幾つかの理由を挙げてみましょう。

1）症状は心房細動に伴うものなのか？

- 私たちの診療で心房細動の有無を判断する方法は、問診、診察時の心電図、時々行う24時間心電図だけです。つまり、患者の生活で生じる心房細動は、症状でしか把握できません。ですから、一度でも心電図上の心房細動と症状が一致していることが確認されたら、その後のすべての症状は心房細動によるものと考えざるを得ません（このことは、逆の意味でも通用します。一度でも症状時の心電図が心房細動でなければ、症状は心房細動によるものではないと考えたくなります）。

- しかし、このような考え方が正しいと言える根拠はありません。携帯型心電計が利用可能になり、症状時の心電図をすべて記録することができるようになりました。その結果分かってきたことは、症状があっても心房細動でないこと、逆に症状はなくても心房細動であることが、予想以上に多いということです。

- 私は、こんな患者さんに出会ったことがあります。過去の心電図で症状時の心房細動発作が記録されている方でした。症状が強く、抗不整脈薬をとっかえひっかえするのですが、「心房細動発作がとれない」と言ってなかなか満足してくれません。そこで、携帯型心電計で症状時の心電図確認をあらためて行ってみたのです。一度も心房細動は記録されず、記録されたものは、洞頻脈、心房期外収縮あるいはそのshort runのみでした。そのことを患者に伝えると、安心したのでしょうか、ほとんどの訴えが消失してしまいました。もしかして、すべての抗不整脈薬に効果がありながら、とっかえひっかえしていたのかもしれません。
逆の例もあります。患者は長く心房細動はないと言っていたのでコントロールは良好と思っていたら、ある日外来で脈拍が不整です。患者はけろっとして「今日もなんともありません、元気です」と笑顔で答えているので心房期外収縮の連発かなと思って心電図をとってみると、立派な心房細動が記録されていて唖然としました。この場合は、効果のない抗不整脈薬を長く続けてしまったのかもしれません。

Key Message

心房細動のコントロール把握に、
患者の症状を過信してはいけない。

- かといって、私は心電図にこだわらなくてはいけないとか、症状を信用するなというようなことを言いたいわけではありません。心房細動のコントロールを正しく評価できる方法はないということを頭に入れておくだけでよいと思うのです。このような限界を知りつつ患者の満足度向上を目指せばよいのだと思っています。

2) 患者の重視する視点は何か？

- 今度は、症状と心房細動が完全に一致する患者を考えてみましょう。この場合、心房細動発作の程度、あるいは心房細動に伴う症状と、患者のQOL、患者の治療に対する嗜好が一致するでしょうか？

- この問題も単純なものではありません。患者のQOLは多面的です。発作時の症状（息切れ・動悸）、発作の回数、1回の持続時間、それに伴う活動制限、あるいは発作を恐れる洞調律時の不安感（変な言葉ですが）、薬物の副作用やカテーテルアブレーションの副作用に対する不安、電気的除細動への嫌悪感、あるいはただ「心房細動がある」というだけのために生じる将来不安など、数え上げればきりがありません。QOLは一次元の指標ではないのです。

- もう一つ問題を複雑にするのは、患者個人の価値観です。このようなQOLの各因子の重要性は、患者それぞれで大きく異なります。発作回数を少なくしてほしいという患者もいれば、回数は多くても長い発作がなければよいという患者もいます。ほとんどの患者で電気的除細動は嫌でしょうが、どれほど嫌かは千差万別です。漠然とした将来不安はむしろ心房細動に対する考え方の問題でしょう。このような因子の中で患者が最も重要と考えている因子は、各自の価値観によって異なるのです。つまり、各因子それぞれに各患者によって異なる重みづけが掛け算されていると考えられるかもしれません。また同一の患者でもこの重みづけは、時期によって異なる可能性もあります。

Key Message

QOLは、患者の症状だけで画一的に決定されない。多くの因子と各患者で異なる重みづけがある。

3) 年齢の因子

- 2) の視点と重複する側面がありますが、重要なので取り上げておきたいと思います。それは、年齢が治療方針に与える影響が計り知れないと思うからです。

- まず一般的に、症状のつらさが年齢の影響を受けています。このことは他の病気における症状と一致する現象なのかもしれません。なんと高齢者の心房細動患者の健康観は結構満たされているという報告もあるほどです[101]。これに比べて、若年者における症状は重いことが一般的です。高齢者で重要な視点は生命予後、脳梗塞、心不全ですが、若年者では生命予後自体が良好なのでQOLの持つ意味が高齢者よりずっと大きくなります。また、これは経験的なことですが、若年者では症状と心房細動の一致度が高齢者より高いと思われます。このことは治療の評価を行う際に有利です。

そして最後に、これまで触れてきていないことですが、若年者を数十年フォローアップをしたときに何が良い治療なのかはまだ分かっていないということです。これまでの科学的エビデンスの多くは、若年者にとってあまりに短期的な観察に過ぎません。このようなことから、私自身の思考方法としては、若年者では可能な限り洞調律維持を目指す方向を試してみてよいと考えています。

Key Message

年齢は重要。若年者では、積極的に洞調律維持を目指すことにトライしてよいだろう。
（これは必ずしも強いることではありませんが）

- Last Stepは患者の満足度向上にあると言いましたが、これは単に症状の頻度を減らす、あるいはその強さを緩和するというような簡単な言葉では言い尽くせないものがあるようです。満足度、嗜好、選好度、これらがKeywordなのですが、その中心にあるのは何よりも患者・医師の信頼関係であることは間違いがないと思っています。

Column｜発作性心房細動患者の症状（J-RHYTHM Ⅱ studyから）

日本で行われたJ-RHYTHM Ⅱ studyでは、高血圧を有する発作性心房細動患者を対象に毎日携帯型心電図記録を行いました。

症状と心房細動の関係を見てみると非常に複雑でした。患者全体の平均像を示しましょう。すべての心房細動発作のうち、患者が自覚していた発作は約半分にしか過ぎませんでした（[A]vs.［C]）。無症候性心房細動発作はやはり結構あるのですね。

そして、少し複雑ですが…全く逆の関係も観察されているのです。つまり、患者が心房細動であるという認識を持った「発作」のうち、実際に心電図で心房細動であったものも、その約半数でしかなかったということです（[B]vs.［C]）。

外来診療では、この点を認識しながら、細かな自己申告の発作回数より患者の満足度を総合的にとらえた方がよいと思います。

症状と心房細動の関係

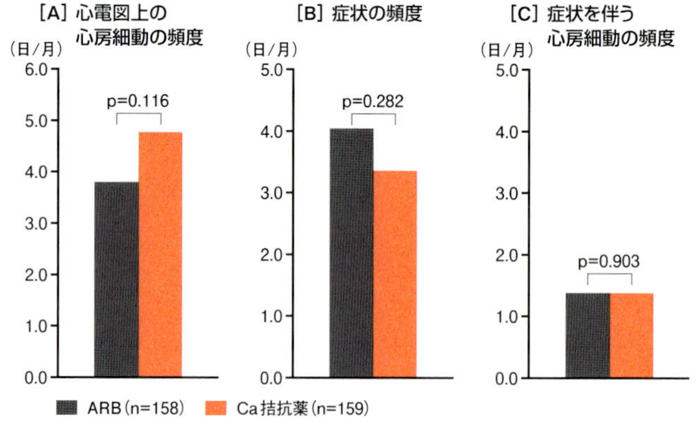

The 31st Heart Rhythm Society Convention, 2010 [102)]

Generalistにとっての心房細動ガイドライン

- 現在、心房細動治療に関しては、欧米・日本からそれぞれガイドラインが提出されています。内容は充実している一方で、分量が多くすべてを読破して記憶することは難しいように感じます。それでいながら、訴訟の折にはこのガイドラインがスタンダードな治療として認められることが多いことを耳にすると、無視してしまうわけにもいきません。では、心房細動治療ばかりを診ているわけではない(むしろその他の疾患治療をたくさんこなさなければならない)Generalistの先生は心房細動ガイドラインをどのように使えばよいのでしょう。

- まず二つの点を指摘しておきたいと思います。第一に、このようなガイドラインが誰に向けて書かれたものかという点が重要な気がします。例えば、ESC(欧州心臓学会)やACC/AHA（米国心臓学会/米国心臓協会）合同の心房細動治療ガイドライン、あるいは日本循環器学会の心房細動治療（薬物）ガイドラインは循環器専門医のために書かれたという色彩が強いように思います。実際に、米国ではAAFP（American Association of Family Physician）が家庭医のために提示した心房細動治療ガイドライン[103)]があり、その内容はESCやACC/AHAのガイドラインと完全に一致しているわけではなく、またずっと簡潔なものになっています。

- 第二に、心房細動診療に関するすべての問題がガイドラインで解決されているわけではないということです。日常臨床で経験するすべての問題にアプローチしなければならないガイドラインは、エビデンスの存在しない問題まで踏み込まなければなりません。従って専門家のコンセンサスというような曖昧な形で提示されていることが多くあります。実際に、診療行為の多くがいまだClassⅡ（賛否両論がある）に分類されています。これはまた時代によって、あるいは今後の医療の進歩によって大きく書き換えられる可能性があるということを暗示しています。

- では、これらのことを前提にしてガイドラインをどのようにして利用するのがGeneralistの先生にとって効率的でしょうか？ 私は、心房細動診療でしてはいけないこと、しない方がよいことを知るためにガイドラインを利用すればいいと考えます。幸いなことに、してはいけないこと、しない方がよいことはほとんどのガイドラインで共通しているばかりではなく、時代の推移によっても不変である可能性が高い、ある意味で心房細動診療の真実を表していると思うからです。

- このような考え方をすると、ガイドラインのClassⅢ（有益でないばかりか有害な可能性がある診療行為）を読むことだけでも大きな意味があるのではないでしょうか? 読むために費やす時間もずいぶん節約することができます。しかもその時点で自分の診療には、少なくとも「すべきでない診療行為」は含まれないと自信を持って対処することができるようになるからです。

- 183, 184ページに、ACC/AHA/ESCの心房細動治療ガイドライン（2006年発行）、ESCのガイドライン（2010年発行）、ACC/AHAの2011年版で追加されたClassⅢをまとめておきました。これを見ると分厚いガイドラインがずいぶんとコンパクトになったと感じませんか?

行うべきでない診療行為［筆者訳］

ACC/AHA/ESCの心房細動治療ガイドライン[104]におけるClass Ⅲの項目

●発作性心房細動の心拍数調節治療に対してジギタリスのみを用いるべきではない

●薬物療法を試みる前に房室結節のカテーテルアブレーションは、行うべきではない

●非代償性心不全と心房細動を有する患者に非ジヒドロピリジン系Ca拮抗薬を静注することは、心不全悪化を招くため勧められない

●心房細動およびWPW症候群患者にジギタリスおよび非ジヒドロピリジン系Ca拮抗薬を静注することは、心拍数をかえって増加させるので勧められない

●60歳未満の孤立性心房細動あるいは危険因子のない患者に、脳卒中の一次予防のためにワルファリンの長期投与を行うことは、勧められない

●ジゴキシンおよびソタロールを用いて薬理学的除細動を行うことは、有害な可能性があり勧められない

●心房細動の洞調律化目的に、外来でキニジン、プロカインアミド、ジソピラミド、ドフェチリドの投与を開始するべきでない

●抗不整脈薬の予防投与にもかかわらず、電気的除細動後比較的短い時間で再発をみる患者に対して直流通電除細動を繰り返すことは勧められない

●ジギタリス中毒あるいは低K血症の患者に対する電気的除細動は、禁忌である

●抗不整脈薬による催不整脈作用が懸念される場合、その薬物を長期的に用いることは、勧められない

●心臓ペースメーカー未装着で洞機能障害･房室伝導障害のある患者に洞調律維持目的で薬物療法を行うことは、勧められない

●急性心筋梗塞中の心房細動にIc群抗不整脈薬を用いることは、勧められない

●心房細動を発症した気管支喘息患者にテオフィリンおよびβ刺激薬を投与することは、勧められない

●心房細動を呈する閉塞性肺疾患患者にβ遮断薬、ソタロール、プロパフェノンおよびアデノシンを投与することは、勧められない

ESC（2010年）の心房細動治療ガイドライン[3]におけるClass Ⅲの項目

●薬物治療あるいは心房細動に対するカテーテルアブレーションを試みる前に房室結節のカテーテルアブレーションを施行してはならない

●収縮不全を伴う患者の心拍数調節に非ジヒドロピリジン系Ca拮抗薬を用いることは、勧められない

（続く）

（続き）

●早期興奮症候群に伴う心房細動に対してβ遮断薬、非ジヒドロピリジン系Ca拮抗薬、ジゴキシン、アデノシンは禁忌である

●ジゴキシン、ベラパミル、ソタロール、メトプロロール、その他のβ遮断薬、アジマリンは最近発症した心房細動に対して洞調律復帰効果がないため用いるべきでない

●ジギタリス中毒患者に対する電気的除細動は、禁忌である

●NYHAクラスⅢおよびⅣまたは不安定なNYHAクラスⅡ（1カ月以内に代償性心不全を来した場合など）の心不全を伴う心房細動患者の治療にドロネダロンは勧められない

●心臓ペースメーカー未装着で進行した洞機能障害・房室伝導障害のある患者に、洞調律維持目的で抗不整脈薬療法を行うことは、勧められない

●心血管疾患を伴わない患者に対して心房細動一次予防目的にACE阻害薬、ARB、スタチンを用いたアップストリーム治療を行うことは、勧められない

●発作性心房細動患者における心拍数調節を目的に、ジギタリス単剤を用いてはならない

●スポーツ選手で心房細動の原因（甲状腺機能亢進症など）が特定された場合、その原因が解消されるまで、競技または余暇時間のスポーツ活動は勧められない

●血行動態に起因する症状（浮動性めまいなど）を認める場合のスポーツ活動は勧められない

●急性冠症候群に併発した心房細動患者に、フレカイニドまたはプロパフェノンの投与は推奨されない

●心房細動を合併した気管喘息の患者には、テオフィリンおよびβ刺激薬の使用は推奨されない

●心房細動を合併した閉塞性肺疾患患者には、非選択的b-遮断薬、ソタロール、プロパフェノンおよびアデノシンの使用は推奨されない

ACCF/AHA/HRS（2011年）[105)]におけるClass Ⅲの項目

ACC/AHA 心房細動治療ガイドライン（2006）の改訂：追加項目

●心機能が安定し（LVEF＞40％）かつ不整脈による症状がないか軽度の持続性心房細動患者においては、厳格な心拍数調節治療（安静時心拍数＜80拍/分または6分間歩行時＜110拍/分）は、安静時心拍数＜110拍/分の緩やかな調節より有益とは言えない。ただし、長期的に頻脈が持続する場合には、可逆性の心機能低下を招くことがあるかもしれない。

●左心機能の低下した（LVEF≦35％）NYHAクラスⅣ、あるいは過去4週の間に非代償性心不全を発症した患者にドロネダロンを用いるべきではない

Column｜ガイドラインの半減期

「ガイドライン」と聞くと、なぜか決定的なものという印象があるかもしれません。しかし、ガイドラインは変わりゆくものなのです。実際に本邦で2001年に発表された心房細動ガイドラインは、2008年には全く影も形もなく変わりました。ですから2008年のガイドラインもやがて大きく変わるはずです。
ガイドラインは金科玉条のものではなく、時代の持つ価値観や新しいエビデンスにより移り変わっていくことが当然なのです。

ガイドラインの記述がどの程度生きているかという調査研究があります。循環器関連とは限らないのですが、示しておきましょう[106]。

ガイドラインの有効性の経時変化

Agency for Healthcare Research and Quality（AHRQ）ガイドラインの
Kaplan-Meier 曲線（破線は95%CI）

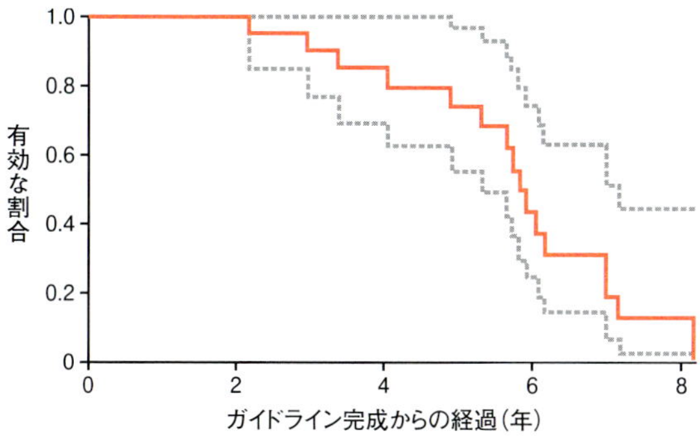

JAMA 2001; 286: 1461[106]

予想するより速いスピードで記述が変化するのですね。おおよそガイドラインの「半減期は」6年と言えそうです。半分の記述変更があるのでは、もはやガイドラインと言えなくなりますから、実効性という観点からはもう少し短いかもしれません。さらに、このデータは1990年代のものですから、現在のエビデンス創出速度が速くなっていることを考えると、もっと短い可能性すらあります。

ガイドラインは守るものではなく、あくまでもその発表年において参考にできる資料であると言えるでしょう。

抗不整脈薬は
二種類使いこなせれば十分

- では、Last Step—心房細動の治療のうち、洞調律維持治療の具体的な方策に入りましょう。ここでは抗不整脈薬がまず主役になります。この抗不整脈薬の使用については長い間さまざまな複雑な考え方が提示されてきたという歴史があり、その使用は難しいなと感じてきた読者が多いかもしれません。しかし、紆余曲折の後、今は単純になったことを知ってほしいと思います。

Key Message

「少なくとも悪さをするな（Do No Harm）」が
抗不整脈薬使用のかなめ。

- 単純でしょう? 高い効果を狙うのではないことに注意してください。抗不整脈薬投与の目的は患者の満足度向上です。薬物の副作用が患者の大きな迷惑となるようなら、満足度向上どころの話ではなくなります。10種類以上ある抗不整脈薬にはさまざまな副作用があり、その中には生命に関わるような重篤なものが含まれていることはよくご存じでしょう。副作用を起こさないように抗不整脈薬を用いること、これが何よりも重要です。それには…

Key Message

副作用を熟知した抗不整脈薬を用いるようにしよう。

- すべての抗不整脈薬の副作用に精通することは難しいと思います。不整脈を専門とする医師は、多くの抗不整脈薬をうまく駆使しているように見えるかもしれません。しかし、どんな抗不整脈薬もその有効性は限定的です。効果が全くないことも珍しくありません。高血圧、糖尿病、脂質異常症などの治療薬と最も異なるのはこの点だと思います。不整脈を専門とする医師は、効果の高い薬物をうまく選択しているわけではなく、その実際は多数の抗不整脈薬の副作用をあらかじめ知っているので多数のツールが使用できる、それが唯一の違いだと思います。Generalistとしては、そんなに多くの抗不整脈薬の副作用を熟知して覚えておくメリットは少ないでしょう。

- では、どのツール（抗不整脈薬）、そして幾つくらいのツールを持てばよいのでしょうか？ 私は、副作用のことを知っていれば（いわゆるI群薬の）何でもよいと開き直っていいと考えています。各薬物の有効性の違いはそれほど大きくないからです。また、そのような薬物を二つ持っていれば十分でしょう。一つしか使えないとそのツールの効果がないとすぐ手詰まりになってしまって、患者の失望を招いてしまいますが、二つ使用していずれも効果がなければそもそもその患者は抗不整脈薬で管理できる確率が低いと考えてよいからです。

Key Message

副作用を熟知した抗不整脈薬を二つ持っておこう。

- つまり、現在二つの抗不整脈薬を使用できているGeneralistの先生は十分な洞調律維持治療を行っていると考えられます。ここでは、さらに個人的な考えと断った上で、具体的な抗不整脈薬名を考えてみましょう。抗不整脈薬は大きく二つに分けられます。

1）いわゆるI群薬（Naチャネル遮断薬）

ピルジカイニド（サンリズム®）、フレカイニド（タンボコール®）、ジソピラミド（リスモダン®）、シベンゾリン（シベノール®）、プロパフェノン（プロノン®）、アプリンジン（アスペノン®）、キニジン、プロカインアミド（アミサリン®）

2) いわゆるⅢ群薬（Kチャネル遮断薬）

アミオダロン（アンカロン®）、ベプリジル（ベプリコール®）、ソタロール（ソタコール®）

- 器質的心疾患のない患者では、基本的な予後は良好なのですから、Ⅲ群薬には手を出さないようにしましょう。アミオダロンには肺線維症、ベプリジルとソタロールには多形性心室頻拍（Torsades de Pointes）という致命的な副作用があります。これらを予防するための投薬後の管理が大変だけでなく、患者がこれらの薬物によって死亡してしまえば元も子もありません。実際に、日本で行われたJ-BAF studyでは、ベプリジル200mg/日の服用を行っていた患者29名のうち、1名で服用1ヵ月後の突然死が観察されています[107]。ベプリジルにはさらに肺線維症も起こり得ることが報告されています。これでは…「少なくとも悪さをするな」の原則に反してしまうでしょう。

- では、I群薬の中でどの二つを選択しましょうか? どれでもよいのですが、私自身の個人的な考え方として、代謝の違うもの、半減期の違うものを選べば守備範囲が広くなるのではないかと考えます。

1) 代謝について

腎排泄のものは投与量と血中濃度がほぼ比例するので安全性の確保がたやすく、使いやすいと思っています。腎機能の悪い患者には投与しないこと、高齢者では減量することだけを覚えておけばよいからです。一方、肝代謝のものは投与量と血中濃度が直線的な関係を持ちにくいこと、代謝物にもそれなりの作用があって効果と副作用の予測が困難なことが難点です。しかし、腎機能のある程度悪い患者にも投与できるという利点があります。

2) 半減期について

抗不整脈薬はそれぞれ半減期が異なります。有効であっても半減期が短ければ、薬物血中濃度が低下したときに無効、つまり患者の満足度が向上しないことになります。一方で、半減期が長い場合は、蓄積効果が副作用の発現につながることもあります。なお、一般的に高齢者では半減期が延長します。

- このようなことから、腎代謝のものと肝代謝のもの、あるいは半減期の短いものと長いもの、というような形で二つの抗不整脈薬の選択をしておけば困ることが少なくなるのではないでしょうか？ 参考までに、I群薬の腎代謝、肝代謝の程度、半減期を示しておきます（図）。

I群抗不整脈薬の腎排泄・肝代謝の程度と半減期

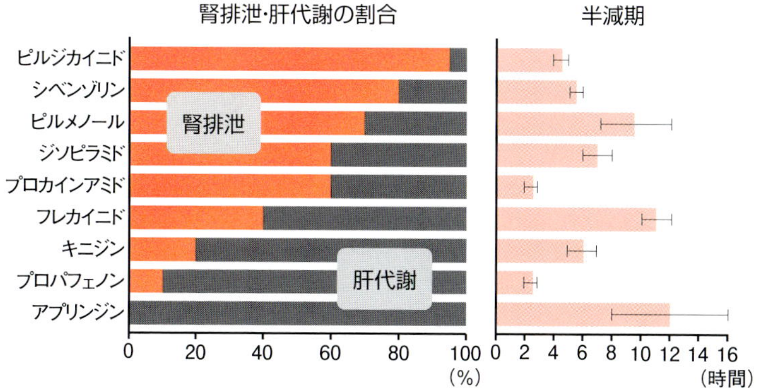

各薬剤のインタビューフォーム等を基に著者作成

- 私自身は、腎排泄で半減期の短いピルジカイニドと、肝代謝の要素を有し半減期の長いフレカイニドをよく利用していますが、なんでもよいと思います。先生が副作用をよく熟知している薬物二つの特徴をこの図表で確認してもらい、その薬物が適した患者のイメージを持っていただければと考えます。

- 次に、抗不整脈薬を投与して、ある程度コントロールができたけれども完全に心房細動がなくならないときはどのように考えたらよいのでしょう。そのままでよいのか、あるいは完全なコントロールを目指して薬物を変更すべきなのでしょうか？ 私は患者に聞けばよいと考えます。患者が満足していればそのままでよいと思いますし、もっと完全なコントロールを望んでいるのなら、もう一種類の薬物を試した上で最終的には患者に選択してもらえばいいと思っています。

- 最後に心不全の患者、器質的心疾患を有する患者ではI群薬は禁忌であることをあらためて強調しておきます。しかし、すでにFirst Stepでこのような患者は循環器専門医に紹介していますので、ここでの問題は生じないはずです。

- そして…抗不整脈薬の選択、これまで難しい気がしていたのに、本当にこんなものでいいの? と思った方がおられるかもしれません。そこで、2010年に発表されたESCによる心房細動管理ガイドラインに、「抗不整脈薬使用に関する原則」が6つ提起されていますので、示しておきます。「あ、そうなのか」と感じていただければ、と思います。抗不整脈薬を使用してきた長い歴史はようやくここに落ち着いたと言えるのです。

ESC 心房細動管理ガイドライン2010の提起する
「抗不整脈薬使用に関する原則」

1) 抗不整脈薬治療は症状を軽減する目的で行うものである
2) 抗不整脈薬で洞調律を維持する効果は“modest”である
3) 抗不整脈薬治療は心房細動の再発をなくすものでなく、減らすことで臨床的には成功と考えるべきだろう
4) 一つの抗不整脈薬が効果のない場合、他の抗不整脈薬が効果を示すことがあるかもしれない
5) 抗不整脈薬による新たな不整脈の出現、心外性副作用はしばしば生じる
6) 抗不整脈薬の選別は効果よりもまず安全性を指針とすべきである

（筆者訳）

Column | 薬物によって効果が異なる?（J-RHYTHM studyのサブ解析から）

J-RHYTHM studyでは洞調律維持治療群に割り付けられた患者データを用いて抗不整脈薬別洞調律維持効果を調査しています（あくまでも外来受診時の心電図で評価した結果です）[108]。用いる抗不整脈薬によって、少しは効果が異なるかもしれないという予測から解析されたのですが、結果を見てみましょう。

抗不整脈薬の洞調律維持効果

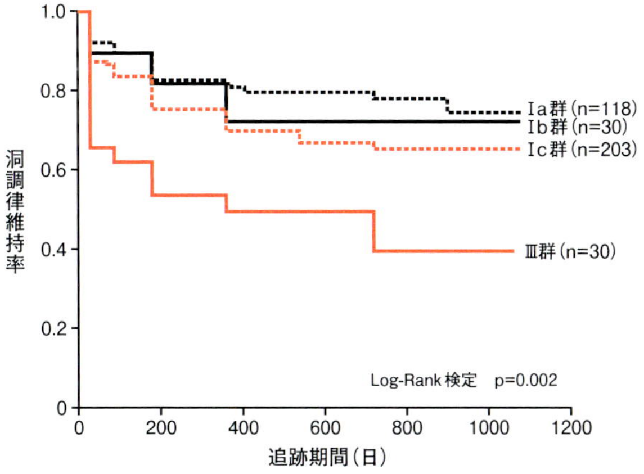

Circ J 2010; 74: 71[108]より改変

いわゆるI群薬はさまざまなものが含まれていますが、結果的にI群薬の間に洞調律維持効果の差は見られませんでした（副作用発現率も同等でした）。これを見ると複数のI群薬の中でその選択に苦労してもあまり益のないことが分かります。

そして予想外のことですが…それまで効果が高いと考えられてきたⅢ群薬はこの研究ではI群薬の効果に及ばなかったのです。このⅢ群薬は1例を除き、すべてベプリジルでした。この薬物は現在日本でのみ心房細動に用いられているのですが、J-BAF studyに見られた突然死の危険性や肺線維症の可能性、さらにこのJ-RHYTHM studyサブ解析で見られた低い効果を見ると、これまで本邦におけるこの薬物に対する認識にはバイアスがかかっていたと言わざるを得ません。Generalistとしては、このベプリジルには手を出さないのが無難です。

心房細動発作に対する便利な抗不整脈薬頓服

pill-in-the-pocket療法

- 心房細動発作が頻回でない患者では、発作予防のために毎日薬物を服用することがストレスになることがあります。そのような場合には、発作が生じた時だけ抗不整脈薬を頓服で服用させることが古くからよく行われており、pill-in-the-pocket療法と呼ばれています。

- この方法は、「おばあちゃんからの教え」みたいなものなので、決まった方法というものがあるわけではありません。通常、I群薬（Naチャネル遮断薬）を1日投与量の半分くらいをめどに処方します。少量のβ遮断薬を併せて処方すると心拍数のコントロールにもなります。しかし、初めて抗不整脈薬を服用するという患者では、少し不安ですね。そこで、最初だけ服用後30分間は病院内で待機させ血圧や心電図から安全性を確認しておくことが必要です。

Key Message

おばあちゃんからの教え…これがpill-in-the-pocket療法。

- 私自身がどうしているかというと…腎機能が正常である限り
  - ・若年者ならピルジカイニド（サンリズム®）100mg頓服
  - ・高齢者ならピルジカイニド（サンリズム®）50mg頓服

  薬物の吸収されるまでの時間も重要ですから、一緒に水をたっぷり飲んでもらうことを忘れないようにしましょう。腎機能に問題があれば、フレカイニド（タンボコール®）やプロパフェノン（プロノン®）を同じ用量で用いています。ピルジカイニドについては、PSTAF studyという日本人を対象とした頓服使用のデータがあります（ただし、150mg頓服という通常の臨床では用いない用量になっています）[109]。

ピルジカイニド単回投与後の時間経過と除細動率

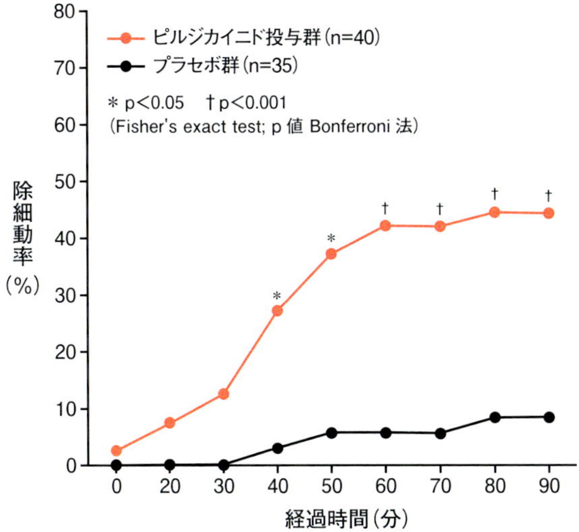

Am J Cardiol 1996; 78: 694[109]

- この頓服の効果を一言で言うと、服用すると1時間以内に約半数の患者で心房細動が停止するということになります。素晴らしい効果だと言ってよいでしょう。全世界的にこれまで報告されたI群薬頓服の効果を示してみます。

Ic群抗不整脈薬の頓服による心房細動発作停止効果

薬剤名	最高血中濃度到達時間	投与量	洞調律化の割合 実薬群	洞調律化の割合 プラセボ群	発作停止までの時間(分)
フレカイニド[110]	2〜3時間	300mg	68%	29%	190±147
プロパフェノン[111]	1〜2時間	600mg	51%	18%	165±119
フレカイニド or プロパフェノン[112]	同上	フレカイニド 263±54mg プロパフェノン 555±81mg	94%	569回の発作に対する実薬の効果 (プラセボなし)	113±84
ピルジカイニド[109]	0.5〜1.5時間	150mg	45%	8.6%	37±17

それなりに信用できる対処法であると考えてよいと思います。(ただし海外で用いられているデータは、日本人にとって用量が多すぎるきらいがあります。私は効果より安全性重視の用量が望ましいと考えています)。

● それでも、もしかすると「効果が完全ではないではないか。これで心房細動が停止しない場合はどうすればよいのか」と思われる方がおられるかもしれません。そこで、その大前提としてこの頓服療法の意義を再確認しておきたいと思います。先ほどのPSTAF studyでは横軸の時間は90分が最大でした。もっと横軸の時間を伸ばせばどうなるのでしょう。

Pill-in-the-pocket療法の効果

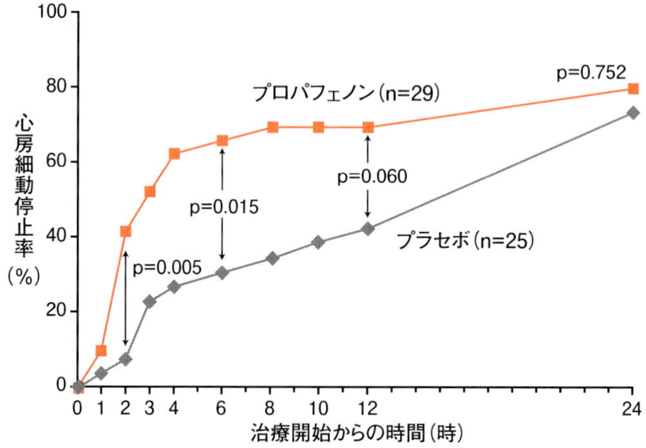

Eur Heart J 1997; 18: 1649[113)]

● これは二重盲検下でプロパフェノンの頓服効果を見た試験の結果で[113)]、縦軸は心房細動停止率です。PSTAF studyの図と異なり、両群の比較は単純にできないのだな～と感じることができるでしょう。その原因は、偽薬群でも24時間後の停止率が約80%と極めて高いことに由来しています。心房細動発作はそもそも自然に停止するものなのです。だから、この抗不整脈薬頓服療法はそれをより早期に誘導する治療法と考えた方がよいのです。抗不整脈薬頓服療法の意義を過大評価しないようにしましょう。

Key Message

抗不整脈薬頓服は…放置しておくと自然停止する心房細動発作の停止を早めるだけ。それ以上のことを望まないように。

- 心疾患や高血圧・糖尿病のない若年者では、I群薬投与による副作用はほとんど生じません。そのような患者に対して「やがて自然停止するのだから、それまでじっと待ちなさい」というのは酷であり、そんな時この抗不整脈薬頓服を行う意義があるのです。逆に、副作用が生じやすそうな合併症の多い高齢者に対しては避けておいた方が無難です。心拍数調節治療薬の頓服で対処すべきかと思います。

意外に難しい心拍数調節治療

- 症状に乏しい心房細動、1年以上持続している慢性心房細動、抗不整脈薬投与を望まない患者、抗不整脈薬が無効の患者、あるいは洞調律維持をするかどうか迷っているがとりあえずの治療を行いたい場合などでは、心拍数調節治療だけを行うことになります。また、たとえ洞調律維持治療を行っている場合にも、心房細動が再発したときに備えて心拍数調節を行っておくことは妥当な治療と言えます。ここに至ると、心拍数調節はむしろすべての心房細動患者に対する基本的な治療と位置付けた方がよいかもしれません。そして、ここで用いる薬物は、大きく3種類（ジギタリス、β遮断薬、Ca拮抗薬）だけで、どの先生も抗不整脈薬よりずっと使用経験が豊富で、安心して投薬できることが最大のメリットです。

Key Message

心拍数調節治療は基本的な治療、
そしてどちらかといえば安心な治療。

- しかし、実は、これは「副作用を熟知した抗不整脈薬を用いましょう」というのと同じ意味なのです。豊富な経験から副作用を知っているので「悪さをすることの少ない」治療と考えられるわけです。

- 次にここでも、抗不整脈薬と同じようにジギタリス、β遮断薬、Ca拮抗薬のどれを選択しようかと迷われるかもしれません。そして、これもまた抗不整脈薬と同じなのですが、現時点でどの薬物が優れているか、患者予後の視点から明らかにしたデータはないのです。その意味では、使い慣れた薬物を用いるということで構わないのだと思います。

- その上でどの薬物が望ましいだろうか…と考えてみたくなります。そこで薬物別の患者の予後が分からないのですから、別の視点、患者の嗜好という観点から三つの薬物を比較してみましょう。AFFIRM studyが患者の忍容性という観点からデータ解析しています[114]。

AFFIRM studyサブ解析

治療継続率

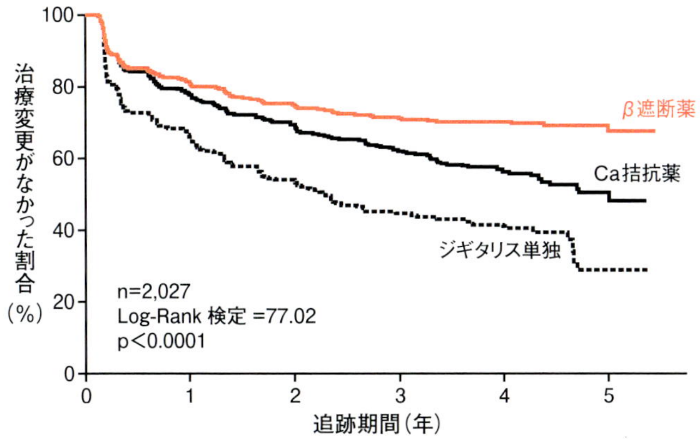

J Am Coll Cardiol 2004: 43: 1201[114]

- これは登録時に処方された薬物がどれほど長く継続されているかを見たものです。薬物の中止・変更は診察室内での決定で、基準は設けられていません。つまり、医師・患者の共同作業の結果がそのまま表れている図なのです。
かつての心房細動治療の王者、ジギタリスは患者の長い将来を考えると日持ちが悪く見えます。欧米では、日本で通常行われているジギタリス半量投与がなされていないからかもしれません。患者の嗜好という視点から見れば、β遮断薬、Ca拮抗薬、ジギタリスの順に軍配が上がるようです。次に、実際に目標とした心拍数への到達率はどの薬が優れているのか、同じAFFIRM studyの結果を覗いてみましょう。

AFFIRM studyサブ解析
目標心拍数達成率

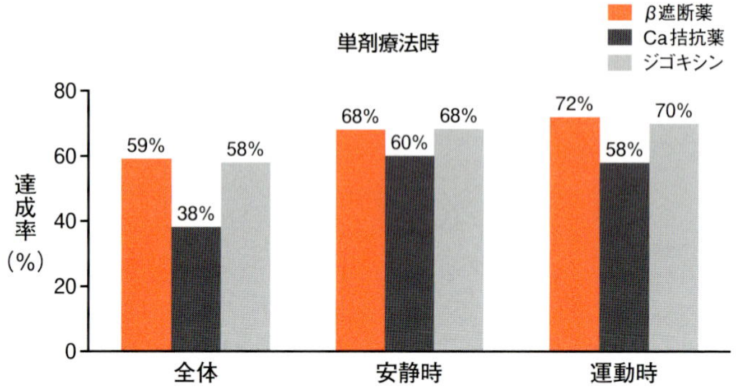

目標心拍数(拍/分):安静時<80、運動時(6分間歩行)<110、24時間平均<100

J Am Coll Cardiol 2004; 43: 1201[114]より作図

- ここでの目標心拍数は当時の米国のガイドライン(安静時心拍数60～80/分、軽度運動時90～115/分)に基づいて設定されています。ジギタリスは主に0.25～0.50mg/日と日本に比べて多い投与量でのデータです。この条件下で、目標とする心拍数を達成できる割合という観点では、β遮断薬、ジギタリス、Ca拮抗薬の順に効果が高いようです。

Key Message

患者の嗜好、目標心拍数達成率という観点からは、心拍数調節治療薬としてβ遮断薬に分がありそうだ。

- ただし、これらのデータは無作為化比較試験のものではなく、また患者の予後に対する評価でもないので、現在はまだ参考程度の知見と言えるでしょう。薬物の選択には自らの考えをとり混ぜて構わないと思います。

- 実は…薬物の選択よりも、心拍数調節治療に関してはもっと根源的な問題がありました。それは、「慢性心房細動の心拍数調節治療で、目標とする心拍数はどの程度がよいのだろう?」という疑問です。PT-INRでは目標範囲があり、可能な限り厳格にワルファリンの投与量を調節しますが、心拍数も同じような考え方で治療すべきものなのでしょうか? これまでのガイドラインでは、慢性心房細動で安静時心拍数60～80拍/分、軽度運動時90～115拍/分が妥当とされていました。私が研修医の時から、心拍数としては洞調律と同じような心拍数（約70拍/分）が望ましいと教わってきたので、それなりに納得できる目標心拍数でした。しかし、実際は…頭の中では理解していても、それほど厳格に、PT-INRのようにはコントロールしていなかったのが実際です。そして、この心拍数が患者のアウトカムという視点から果たして正しい心拍数なのかまだ科学的な根拠に乏しかったことも事実なのです。

- そして、この根源的な疑問にアプローチした大規模無作為化試験の結果が最近発表され、反響を呼びました。洞調律維持vs.心拍数調節に関する試験で名前が出てきたRACE studyの第二弾RACE Ⅱ studyです。日本ではJ-RHYTHM studyに続くJ-RHYTHM Ⅱ studyは「アップストリーム治療」にフォーカスしましたが、オランダでは心拍数調節治療にフォーカスしたのです。

- 第一弾のRACE studyでは、心拍数調節治療群の目標心拍数を100拍/分以下とAFFIRM studyよりずっと甘い目標値に設定していたのですが（おそらく試験遂行を容易にするためと考えられます）、彼らはその心拍数調節治療群の予後が、厳しい基準で行われたAFFIRM studyの心拍数調節治療群とあまり違いがないことに注目しました。そこで、RACE Ⅱ studyでは、慢性心房細動患者だけを対象にして、従来のガイドライン遵守群（安静時心拍数60～80拍/分）と甘めの心拍数調節群（110拍/分以下）の2群に無作為化割り付けを行い、死亡・心不全・塞栓症・大出血・ペースメーカー植え込みをエンドポイントとする臨床試験を実行したのです[115)]。それにしても110拍/分以下とは、甘すぎる気もするのですが…。早速、結果を見てみましょう。

RACE Ⅱ study
一次エンドポイントの累積発生率

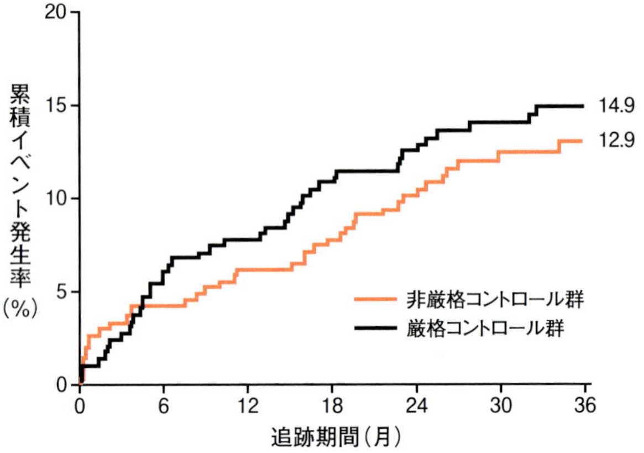

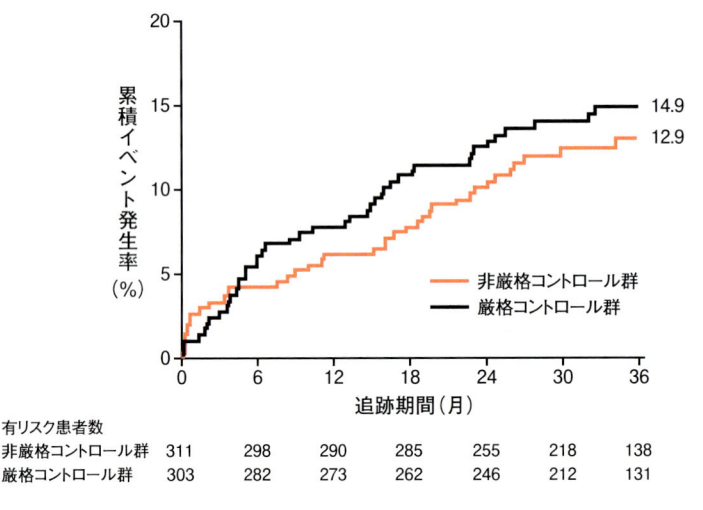

有リスク患者数							
非厳格コントロール群	311	298	290	285	255	218	138
厳格コントロール群	303	282	273	262	246	212	131

N Engl J Med 2010; 362: 1363[115)]

● 驚くべき結果です。甘い心拍数コントロールは、厳格な心拍数コントロールに比べ劣らないどころか、むしろ若干良いようにも見えます。試験の目的は、甘い心拍数コントロールが厳格なコントロールに比べ劣らないことを示すことでしたから、見事に初期の目的は達成されたと言えます。

Key Message

慢性心房細動患者の心拍数はそれほど厳格に考えなくてよい。

● しかし、なぜこのような結果になったのか、疑問に思う方がおられるかもしれません。そこで、RACE Ⅱ studyにおける投薬内容を見てみましょう。

RACE Ⅱ studyの使用薬剤（最終投薬）

	非厳格コントロール群（n=311）		厳格コントロール群（n=303）	
なし	10.3%		1.0%	
β遮断薬単独	42.4%	65.3%	20.1%	
ベラパミルまたはジルチアゼム（単独）	5.8%		5.3%	
ジゴキシン単独	6.8%		1.7%	
β遮断薬＋ベラパミル/ジルチアゼム	3.9%		12.5%	
β遮断薬＋ジゴキシン	19.3%		37.3%	68.3%
ジゴキシン＋ベラパミル/ジルチアゼム	5.8%		9.6%	
β遮断薬＋ジゴキシン＋ベラパミル/ジルチアゼム	1.0%		8.9%	

N Engl J Med 2010; 362: 1363[115)]

● 厳格にコントロールするにはこれほど薬物が必要なのかとあらためて気づくと思います。そもそも厳格にコントロールすること自体が難しかったのです。甘めのコントロール群では、無投薬もしくは一つの薬物でコントロールできた患者が65.3%でした[121)]。対象的に、厳格コントロール群では68.3%の患者で複数以上の薬物服用が必要になっています。これでは、薬物の副作用が懸念されてしまいます。

● 私は、RACE Ⅱ studyの結果について次の二つのことが重要だと考えています

1）厳格にコントロールすれば、同時に薬物の副作用を招く危険性が高まる
2）心拍数という数字、心電図指標は時々刻々変化するので、厳格にコントロールしようとすると、たまたまの心電図所見で医療行為が変化してしまう

なんとなく、洞調律維持治療における抗不整脈薬の功罪と似た側面がないでしょうか?

Key Message

慢性心房細動の心拍数コントロールを厳格に行う…
これは「絵に描いた餅」に近い概念。

- 心電図指標に過度に依存する、心拍数という数字に振りまわされる…この必要はありません。指標がないとなぜか不安になりますが、やはり頼るべきものは患者の訴えなのです。それが私たちが頼るべき重要な指標です。このLast Stepは患者のQOLを改善するステップなのですから。動悸や息切れがあれば、心拍数をさらに低下させること、これはいつも正しい。逆に、無症状なのに心拍数が85拍/分だからといって、80拍/分以下を目指して薬物を加える、これは支持されない治療法なのです。

- RACE Ⅱ studyを応用する際に、一つだけ注意しておく必要があります。これはこの試験には心機能低下患者、心不全患者は含まれていないことです。その意味で、心機能良好な患者には、心拍数が110拍/分以下であれば、患者の訴えに応じて心拍数コントロールの程度を決めてよいという理解が正しいのでしょう。

- それにしても、安静時110拍/分未満という基準はあまりにも甘すぎるのではないかと思います。私自身はそれでよいという感覚で医療を実行していません。というのも、次のような臨床報告があるからです。これは、心房細動の心拍数と心拍出量の関係から心拍数コントロールの目標に迫った古い報告です[116]。

心房細動での心拍数増加と心拍出量増加の関係

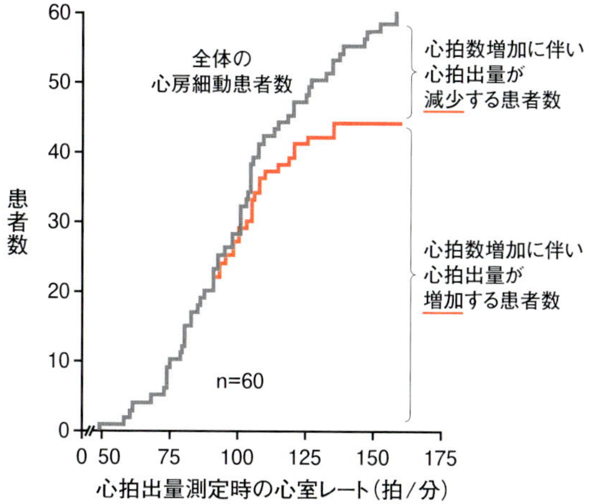

Br Heart J 1990; 63: 157[116)]

- 「心拍数が減る=心拍出量が減る」、「心拍数が増える=心拍出量が増える」、これが自然の効果です。安静時の心拍数はこの基準を満たすべきでしょう。このような心拍数を「コントロールされている」と考えた時、多くの心房細動患者でコントロールされていると考えられる心拍数と患者数の関係を示したのがこの図です。心拍数が90拍/分を超えるとこの条件が満たされなくなる患者がいることが分かります。つまり、90拍/分を超えると無駄な仕事が増えるということなのでしょう。その意味で、自分自身は90拍/分以下であればよいと考えることにしています。実際にRACE Ⅱ試験での甘いコントロール群での平均心拍数は約85拍/分でした。

Key Message

慢性心房細動の心拍数コントロールは
90拍/分以下が無難な線ではないだろうか？

- その上で注意すべきこと、それは…慢性心房細動では、もしかすると外来時の心拍数は、白衣高血圧に似た白衣高心拍のような要素もあるかもしれません。この点は血圧とよく似ていて、逆にPT-INRとは全く異なる点です。自然変動という要素の存在を加味して考える必要があります。ということは、やっぱり心拍数という数字にあまりこだわるな、ということになってしまいます。基準は患者の症状、これが今のところ最善の治療だという自信を持ちましょう。

- 最後に具体的な私自身の心拍数調節における薬物投与を記しておきます。あくまでも個人的な考えに過ぎませんが…。心拍数調節治療で用いる薬物としてはβ遮断薬とCa拮抗薬を主軸に考えています。ただし、血圧が低い場合はジギタリスしか使えないこともあります。

- β遮断薬とCa拮抗薬の使い分けでは患者の年齢を重視しています。若年者では、活動量が大きいこと、薬物服用回数が少ないこと（症状に乏しい場合は1日2回以上の服薬は難しいのが実際です）、半減期が長いことなどの理由でβ遮断薬（β_1選択性のビソプロロール;メインテート®）から開始しています。他方、高齢者では活動量が小さくなること、β遮断薬の半減期が予想以上に長くなり蓄積効果が表れることがあること、ベラパミルでは微調整がしやすいこと（例えば活動する時間帯だけをカバーするために、朝と昼のみ服用など）などの理由でベラパミルから開始しています。高齢者での複数薬物の投与は可能な限り避けたいとも考えています。

- また、慢性心房細動でいったん薬物を固定した後でも、1年に一度24時間心電図を記録して、心拍数が必要以上に低下していないかどうかをチェックしています。特に高齢者では加齢に伴って房室伝導能が低下していくので、それに合わせた投薬量の調節が必要と考えるからです。

心不全を有する心房細動患者はどのように対処する?

- 本書の第一版では、First Stepで「心不全を併発している場合には予後不良であり、循環器専門医へ紹介することにしましょう」として、心不全合併心房細動の治療にはあえて触れませんでした。しかし、第一版の出版以降、心不全合併患者に対する治療についてはどうするのかという質問を多く受けました。そこで第二版では、ここでまとめてみたいと思います。Generalistの先生方は、これまで同様First Stepで紹介をすればよいので、読み飛ばしていただいて結構です。

- まず、心不全が合併していた場合にも治療の順序は全く変わりません。

1) First Step：心不全の治療をしっかり行う

- ここで、RAS阻害薬、β遮断薬の投与は必須になります。可能であれば抗アルドステロン薬の投与も並行して行うべきです。また、心不全の管理に利尿薬の投与が必要になることも多いでしょう。心不全のコントロールができていない状況で、心房細動をコントロールしようとしても失敗します。「心房細動の存在が心不全管理を難しくしている」と考えて、電気的除細動を行ったとしても一時的な解決にしかならず、すぐに心房細動が再発することになります。パンパンに張ってしまった心房では、洞調律維持自体が困難なのです。予後は第一義的に心房細動ではなく、より重症な心不全が決定するのですから、このFirst Stepを重視することは当然のことでもあります。

Key Message

心不全の心房細動管理は「急がば回れ」。
心不全の管理にまず専念すべし。

2) Second Step：脳梗塞を予防する

- 心不全患者では重症になればなるほど、利尿薬を用いることになるので血液が濃縮しやすくなります。つまり急性期であればあるほど、脳梗塞を発症しやすいのです。心不全に脳梗塞が併発すれば取り返しのつかないことになるばかりか、心不全のコントロールはますます困難になります。ヘパリン、ワルファリン、新規抗血栓薬を用いて脳梗塞の一次予防を万全のものにします。

3) Last Step…

- ここからが心機能正常例と異なる対処が必要になるでしょう。そして、急性期であれば、First、Second、Last Stepを同時進行で行わなければならないことも事を複雑にします。

Key Message

たとえ同時進行であったとしても、
治療のステップに応じた重要度の認識は変えない！

- 心機能正常例では、洞調律維持か、心拍数調節治療かを、医師・患者で考える時間がありました。余裕があるからこそ、患者のQOLをじっくり見てからにしようと試行錯誤ができるのです。しかし、この心不全合併患者では試行錯誤の余裕がありません。

Key Message

心不全合併患者の心房細動コントロールは
まず心拍数調節治療から始める。

- これはもう仕方のないことなのです。選択の余地が残されていません。しかし、この心拍数調節治療を考えてみてください。First Stepでβ遮断薬は投与しています。心機能低下患者にCa拮抗薬を用いると心不全自身が悪化するので使えません。となると、β遮断薬の増量か、ジギタリスの投与を行うしか手はなく、ここで手詰まり感が出てくるのです。これが、心不全心房細動の治療が難しいと思わせる大きな原因だと思います。逆に、β遮断薬の増量やジギタリスの投与で心拍数がコントロールできたなら、後はゆっくり時間をかけて患者のQOLを見ながら考えればよいと思います。慢性期の心不全合併心房細動の予後については、AF-CHF studyが明らかにしてくれています。そのまま心拍数調節治療で管理するか、あるいは洞調律維持治療を選択するかを決定するのは、患者のQOLです。

Key Message

慢性期の心不全合併心房細動の治療方針はこれまでと同じ、
オーソドックスな方法で進める。ただし、急性期は？？

- 急性期は手詰まり感のある場合ばかりです。オーソドックスに進めたけれども、心拍数は高いままで患者の状態は良くならない、明日は悪くなるかもしれないという不安が頭をもたげてきます。その結果、手を出してはいけないCa拮抗薬による心拍数調節治療も治療候補の一つに挙げられてしまうかもしれません。手を染めてみれば分かりますが、状況はますます悪化するばかりです。Ca拮抗薬に手を出してはいけません。しかし、こんな時は開き直ってください。とりあえずの答えは一つしかないのです。心拍数コントロールでは心不全のコントロールができないのですから。

Key Message

オーソドックスに進めても手詰まり感のある急性期の場合、今まで大事に取っておいた虎の子(洞調律維持治療)を持ち出そう!

- 当然の答えですね。洞調律維持治療を除いたすべての治療をきっちり行ってもうまくいかなかった以上、それまで温存していた武器を持ち出しましょう。心不全に対してやむなくCa拮抗薬を用いることよりずっと筋のいい治療法です。

- では、洞調律維持治療に用いる薬物はどうしようということになりますが、その答えは一つ、アミオダロンだけです。そして、これは抗不整脈薬の選択指針である「安全性」を考えると自然に導かれる結論なのです。まず通常用いられるI群薬を心不全患者に用いるとどうなるのでしょうか?

心不全 / 抗不整脈薬投与の有無による生存率

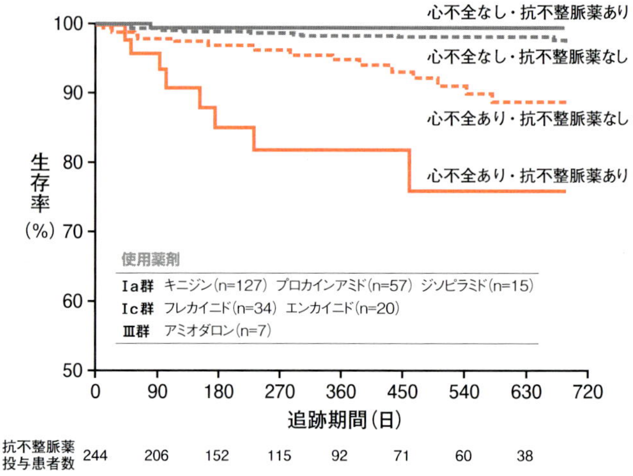

J Am Coll Cardiol 1992; 20: 527[117)]

- これはワルファリンを用いたSPAF studyのpost-hoc分析の結果です[117)]。I群薬は心不全既往のない例では予後を悪化させていませんが、心不全既往のある例では明らかに予後を悪化させています。心不全患者にI群薬を処方するのは、「早く死になさい」と言っているようなものです。

Key Message

心不全既往のある患者に、I群薬は投与するな！

- では、Ⅲ群薬はどうなのでしょう。本邦では、アミオダロン、ソタロール、ベプリジルが挙げられますが、いずれも一般の心房細動患者では副作用発現率が高く、手を出さない方がよい薬物として挙げたものばかりです。やっぱり、ここでも手を出さない方がいいのだろうか、そんな気持ちになりますが、副作用発現率は（その薬物を使わなかった場合の）自然死亡率との関係でとらえるべきでしょう。

- 心機能良好な患者では自然予後が良いので、あえて副作用発現率の高い薬物は選択する必要がありませんでした。しかし、心不全患者では自然予後が悪いのです。薬物を使用して発生する致死的副作用発生率が自然死亡率を上回るような薬物はもちろん選択すべきではないことは変わりありません。心不全患者では自然予後が悪いので、許容できる副作用発生率の閾値が上昇する結果、Ⅲ群薬の使用を考慮できることになるのです。なにしろ、I群薬は死亡率を高めるだけなのですから…。

Key Message

心不全患者での薬物使用は、
自然死亡率と致死的副作用発現率のバランスで決まる。

- ここで、Ⅲ群薬の致死的副作用発現率を示してみましょう。データが最も豊富なのはアミオダロン、次にソタロールですが、ベプリジルに関しては心不全例に関する公平な安全性データは欠如しています。この時点でもう、データの多いアミオダロンを選択したくなりますが、結果を見ればまさしくそのとおりです。下の表に、心機能正常例、心不全例での年間死亡率の概算とともに、各抗不整脈薬の致死的副作用発現率を示します[118]。自然予後とのバランスで考えてみてください。

心房細動にⅢ群抗不整脈薬を用いるときに予想される自然歴と副作用発現率（概算）

	心不全合併心房細動		心不全のない心房細動	
年間死亡率	5〜10% / 年		1〜2% / 年	
アミオダロン	致死的肺障害	〜1%	致死的肺障害	〜1%
	TdP	<1%	TdP	<1%
ソタロール	TdP	〜5% 台	TdP	1% 台
ベプリジル	TdP	データなし	TdP	〜3%

TdP: Torsades de Pointes

不整脈にアミオダロンをどう使うか, ライフメディコム[118]

- 心機能正常例でこれらⅢ群薬を用いることのバランスが悪いことは分かります。では心不全例ではどうでしょう。ソタロールのTorsades de Pointes（TdP）発生率は、自然死亡率にも及びます。また、ベプリジルは主に心不全のない例を対象としたJ-BAF study[107]、J-RHYTHM study[108]での死亡率が約3%（1/30例）にも及ぶものでした。そして心不全例での公平なデータはないのです。少なくとも副作用発現率は心機能正常例を上回ることが確実でしょう。アミオダロンの致死的副作用として肺障害が有名です。しかし、致死的肺障害の発生率は自然死亡率よりもずっと低いことに気づくはずです。

Key Message

心不全例でのバランスを考えれば、投与できる抗不整脈薬はアミオダロンのみ。

- すぐに納得できたでしょうか？ 本邦ではその歴史からアミオダロンに対するアレルギー感覚があるかもしれません。しかし、本当はすごく簡単なことなのです。心不全患者における最も大きな弱点は、心臓そのものです。心臓に生じる副作用が最も危険で、最も頻度が高くなることは当然です。ならば、心臓に生じる副作用が最小限のものにしようと考えると、それはアミオダロンだけになってしまうのです。AF-CHF studyで用いられた抗不整脈薬の大半はアミオダロンであったのは、上記のような理由があるからです。そして、このAF-CHF studyの結果を見ると、初めに挙げたSPAF studyのpost-hoc分析とは異なり、アミオダロン投与が少なくとも悪さをしていないことは確実だと思います。

- ここで、慢性期の場合は問題が片付くことでしょう。洞調律維持治療をしようと決めた時点で、選択する薬物はアミオダロンです。ただし、アミオダロンは服用してすぐ効果のある薬物ではないので、服用開始後約1ヵ月して電気的除細動を施行することになります。それまでの手順を簡単に記しておきましょう。

1) アミオダロン400mg/日、2週間投与
2) ワルファリンの減量：アミオダロンによってワルファリンの効果が増強します。経験的なものですが、アミオダロン導入により最終的にワルファリン投与量が導入前の約半量になることが多く、PT-INRを測定しながら減量します。
3) アミオダロン減量：200mg/日、2週間投与
4) 電気的除細動
5) 洞調律が維持できていればアミオダロン減量：副作用発現率を低下させるための処置です。除細動後1年で100mg/日になるような目標にします。

- ここで「あれっ?」と思う方がおられることでしょう。急性期ではこんな悠長なことはしていられないのではないかと。そのとおりです。1ヵ月先の電気的除細動では話になりません。

- すぐに洞調律維持できるようなよい方法はないのです。しかし、同時にβ遮断薬やジギタリスで心拍数調節治療も満足にいかない状況が急性期です。ここで、洞調律維持治療薬としてアミオダロン投与を開始すると、その投与が心拍数調節治療薬となることを覚えていてほしいと思います。このことはACC/AHAの発行する心不全治療ガイドライン)に記載されています[119]。アミオダロンは心機能を抑制することなく、心拍数を調節する効果があります。つまり、1ヵ月とは言いませんが、1、2週間後の電気的除細動に備えて、心拍数調節を行い、心不全コントロールを改善できる手にも同時になっているのです。

Key Message

急性期では、アミオダロンが心拍数調節治療薬としてその効果を発揮する。

- ここで、頻脈性心不全にアミオダロンの静注を用いた時の心拍数と血圧を示します[120]。血圧を低下させることなく心拍数を減少できることがわかるでしょう。心臓に悪さをしないで心拍数を下げることができる薬物なのです(私は実際には経口でしか用いていませんが)。

アミオダロンの心拍数調節効果

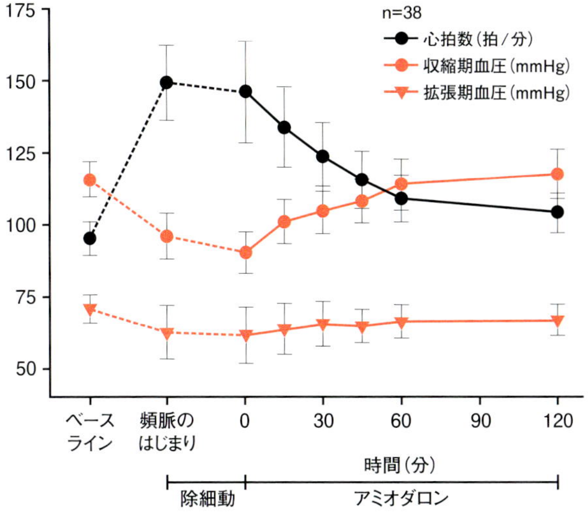

Am J Cardiol 1998; 81: 594[120)]

Key Message

心不全合併心房細動の急性期、手詰まり感が生じた時はアミオダロン。手詰まり感をなくしてオプションを広げる。
洞調律維持か心拍数調節かは後から考える！

- 私が持っている感覚はこのような感じです。頻脈性心房細動でβ遮断薬・ジギタリス投与では心不全コントロールができない、こんな時、洞調律維持か心拍数調節治療かを迷う前にまずアミオダロン投与を開始して、心不全コントロールを容易にしようとしています。陰性変力作用がないので投薬による心不全悪化は考えなくてよいところがミソです。少しでも心拍数コントロールが良くなれば、心不全が良くなり、その結果β遮断薬の増量ができるようにもなります。β遮断薬の増量で心拍数コントロールが良くなり、結果的にアミオダロンを中止して心拍数コントロールにしてしまうこともあれば、アミオダロンを継続して電気的除細動を行うこともあります。急性期におけるアミオダロンの投与は、治療のオプションを拡大すると同時に、考える時間を与えてくれるツールなのです。

Key Message

アミオダロンは漫然と投与する薬ではない。

- アミオダロンは急性期には役立つツールなのですが、肺障害という副作用があることも忘れてはいけません。β遮断薬が増量できて心拍数コントロールができるようになったらアミオダロンは中止すべきです（β遮断薬増量へのブリッジ治療）。また、電気的除細動後、洞調律維持ができていれば、常に減量を頭に入れておくべきだと思います。

- ここで、あらためてどのような心不全患者で洞調律維持治療が望ましいか、知りたいと思う読者は多いでしょう。しかし、エビデンスはこの点に関して無力です。そこで現時点の私見を述べておきたいと思います。

1）**心不全管理中に新規発症した心房細動**：27ページに示しましたが、心不全で心房細動を新規発症すると約1年間は急速に予後が悪化します。予後改善のために洞調律維持治療を行う価値があります。加えて心房の病変は進んでおらず、治療に反応する可能性が高いと思っています。
2）**心房細動発作によって心不全入院を起こしてしまう患者**：心房細動患者全体を対象としたAFFIRM studyで、死亡というエンドポイントに達した患者の多くは、その前に入院イベントを繰り返していたという事実が知られています[121]。また、心不全患者を対象とした大規模臨床試験で心不全入院がエンドポイントに挙げられていることは同じような事実に根ざしているのでしょう。入院イベントの減少は、患者のQOLにおいても、予後においても目指すべき医療です。心不全の悪化の原因が、十分なβ遮断薬療法を行った上での心房細動発作にあるならば、積極的に洞調律維持治療を追求すべきでしょう。

- アミオダロンを用いることができるようになると、日常臨床で心不全合併心房細動の管理がずいぶんと楽になります。自分自身を振り返ってみても、1990年代にたびたび困惑した経験の一部はアミオダロンを使用しなかったためではないかと思うこともあるくらいです。しかし、これで解決とはいかないところが、心不全合併心房細動です。心機能が悪くなればなるほど、左房が大きくなればなるほど、アミオダロンの効果は消失していきます。アミオダロンで医療が大きく改善した結果、クローズアップされた問題はこのような重症心不全を合併した心房細動の治療です。しかし、ここに答えはありません。これらの患者は非常に予後が悪く、同時に患者個別の特性が種々さまざまです。取り得る方法は…「患者の意向も含めて可能な方法はすべて行う」だけでしょう。カテーテルアブレーション、房室ブロック作成後の両心室ペーシングがその候補です。両者を比較した無作為化比較試験がありますが、これはすべての心不全合併例に当てはまるものではありません。予後が悪いのですから、可能な限り全力ですべての方策を取る、このことに異論のある人は少ないのではないでしょうか?

Column｜心不全で心房細動を新規発症した時の夢想

ここで述べたように心不全例で新規発症した心房細動に対しては、心不全管理の強化とアミオダロンで臨むことがスタンダードだと思います。ただ最近、これで十分かと言われると、さらに違う手法があってもいいような気がしているのです。それは、この時同時にカテーテルアブレーションによる単純な肺静脈隔離だけを加えておくという方法です。
どうしても、新規発症した心房細動では心不全が悪化するため、内科的療法が中心になり、それで良くなると「めでたし、めでたし」になりがちです。しかし、長期的に見るとやがてアミオダロンの効果が減少したり、あるいは減量が難しくなるという困った事態に遭遇する可能性があります。そして困った後で、アブレーションをしてもそれほどうまくいかない、遅すぎる、という気がしています。
心房細動を新規発症した患者では、アミオダロンで洞調律維持と心不全管理ができた状態の良い時に肺静脈隔離だけを追加しておけば、その後アミオダロンの減量も容易になる、場合によっては中止可能かもしれない。そうであれば、後々たとえ心房細動が再発したとしてもその時アミオダロンという武器を残しておけます。
とはいえ、いったんアミオダロンでコントロールされてしまえば、医師・患者ともにアブレーションを受け入れにくいでしょうね…。なので、まだこれは夢想と言えそうです。

Column｜アミオダロンでの副作用予防に関して

アミオダロンの肺障害発見を医師の力だけで行うことは困難です。これまでの報告によれば、肺障害発見のきっかけの多くが患者自身の訴えであるとされています。KL-6（あるいはSP-D）、DLco、胸部レントゲン、聴診はいずれも重要なのですが、患者の訴えには勝りません。
呼吸器症状があっても、患者がたんなる風邪だと思ってアミオダロンを処方している医師を受診しなければ、早期発見される機会がなくなってしまうのです。だから、アミオダロンを開始する時には患者に肺障害の可能性をしっかり伝えることが重要です。「安易に風邪だと思わないように。咳や息切れがあったらレントゲンを撮りましょう」とあらかじめ伝えておくことが重要です。
ちなみに、私はこの「宣言」の他には、ただ淡々と3ヵ月ごとにKL-6、甲状腺機能、アミオダロン血中濃度、胸部レントゲンをチェックしているだけです（以前行っていた肺拡散能検査は現実性という観点から施行しなくなりましたが、それで困ったと感じることもありません）。

Last Stepのダークサイド

- 患者の満足度向上を目指すLast Step中に出現し得るadverse eventは、洞調律維持治療、心拍数調節治療のいずれでも起こり得ます。心不全、徐脈、頻脈の出現にあらかじめ気をつけておきましょう。

1）心不全

I群抗不整脈薬、β遮断薬、Ca拮抗薬は、いずれも心臓の収縮力を低下させる効果を有しています。一般的に、健常心ではこの陰性変力作用により心不全を生じることはまれですが、基礎心疾患を有する場合、高齢者の場合、投与量の多い場合は要注意です。

2）徐脈

I群抗不整脈薬、β遮断薬、Ca拮抗薬、ジギタリスは、いずれも心臓の自動能、興奮伝導能を低下させ、徐脈を引き起こすことがあります。特に、高齢者の場合には自動能が低下し、潜在的な洞機能不全症候群を有している場合があり、薬物投与によって洞徐脈、洞停止が顕在化し、失神、めまいを生じることがあります。

3）頻脈

I群抗不整脈薬は、心房細動を心房粗動にすることにより、かえって停止しにくくしたり、心拍数を速くしてしまうことがあります。心房細動患者の約10%程度にこのようなI群薬による心房粗動化が見られるようです。また、基礎心疾患を有するものでは、新たな心室頻拍の出現を見ることがあります。

- このようなadverse eventの出現はあらかじめすべてが予期できるものではありませんから、必要以上に不安がることはないと思います。出現した時には、速やかに循環器専門医に紹介しましょう。概して、これらの現象は、高齢者（特に体格の小さい場合）に一般成人の用量が投与された場合に多いようです。血中濃度が高くなること、高齢者では顕在化していない病気がある確率の高いことが、その原因と思われます。

Key Message

高齢者での薬物投与は少量からゆっくり開始しよう。満足度向上を焦る必要はない。

この薬はいつまで使うの?

- 抗不整脈薬の投与が奏効し、患者の満足度向上が得られたとしたら、いつまでその投薬を継続するのでしょう。その時点で中止すると多くの場合、元のもくあみであることは、高血圧、糖尿病、脂質異常症などと同じです。では、一生継続しなければならないのでしょうか?

- そもそもその前に知っておかなければならないことは、その抗不整脈薬の効果はずっと持続しているかということです。心臓血管研究所では、抗不整脈薬投与が長期になされている発作性心房細動患者を対象とした観察研究を行い、いつまで発作性心房細動が慢性化しないか、つまりいつまで抗不整脈薬の効果が持続していたかを調査しました[122]。

抗不整脈薬の限界
(平均追跡期間15年のレトロスペクティブ調査)

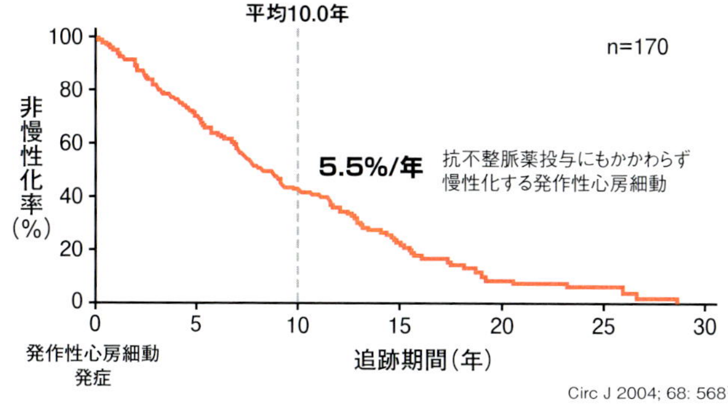

Circ J 2004; 68: 568[122]より改変

- 縦軸は慢性心房細動に移行しなかった患者の割合を、横軸は時間を表しています。この図を見れば分かるように、残念ながら時間とともに抗不整脈薬はその効果が減弱し、最終的には無効になってしまうというのが真実です。年間約

5%の患者で、当初効果のあった抗不整脈薬はその効果を失っています。言い換えれば、平均約10年で半数の患者は無効になってしまいます。先生方の患者で、抗不整脈薬が効きにくくなったな、と思ったら、どの程度の期間抗不整脈薬の投与がなされていたかを問診やカルテで確認してみてください。多くは、この10年間という数字を中心に分布しているのではないかと思います。ちなみに、この抗不整脈薬有効期間は、高齢であるほど、左心房が大きいほど、短くなる傾向があります。

Key Message

長期的に見れば、抗不整脈薬はやがて効かなくなる。

- 私たちのデータは1990年代の医療を対象に解析したものでしたが、最近のデータはもっと変わってきているようです。それは、心房細動治療に用いられる抗不整脈薬の違いというよりむしろ心房細動患者の背景因子が変わってきたことが理由だと思えます。Euro Heart Surveyを用いた研究を見てみましょう。
この研究では発作性心房細動患者が1年後どの程度慢性化したかを調査したのですが、全体では15%でした。ただし、この慢性化率が患者背景によって大きく異なっていたのです。慢性化を規定する因子として、H：心不全、A：年齢75歳以上、T：一過性脳虚血発作または脳梗塞、C：慢性閉塞性肺疾患、H：高血圧が同定されました。これらのリスク因子と慢性化率との関係が示されています（次ページ図）[123]。

- このデータを基にCHADS$_2$スコアならぬHATCHスコアが考案され、このHATCHスコアで発作性心房細動患者の慢性化率が予測できるというのです。今私たちが目の前にしている心房細動患者はこのHATCHスコアに示される因子を持っていることが多いと思います。一つでも持っていれば、年間約10%の慢性化が起こるということになってしまいます。私自身も少し疑問に思っていたのですが、J-RHYTHM Ⅱ studyの結果を見て納得しました。この試験

HATCHスコアでみた心房細動の慢性化率

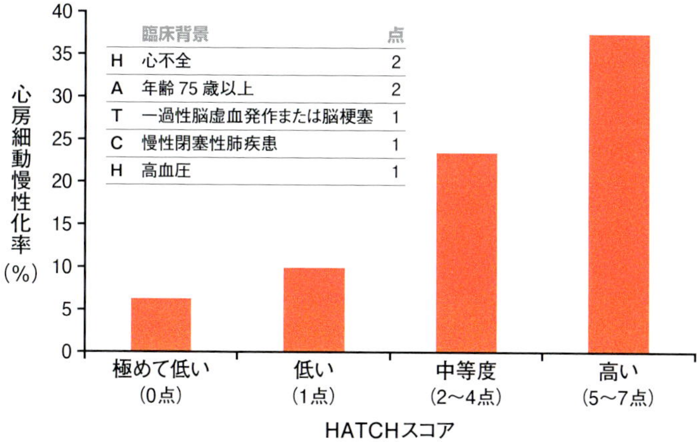

J Am Coll Cardiol 2010; 55: 725[123]

ではHATCHスコアにある「高血圧」を有する発作性心房細動患者を対象としていました。ほとんどの患者で抗不整脈薬が用いられていたのですが、1年間の経過観察でここでも約10%の患者が慢性心房細動となっていたのです。HATCHスコアが予想したとおりの数字でした[102]。

Key Message

HATCHスコアで発作性心房細動の慢性化が予測できる。

- このような結果にがっかりした読者がおられるかもしれません。しかし、私はそんなに悲観する必要はないと思っています。日本で行われたJ-RHYTHM studyでは、発作性心房細動患者に対して抗不整脈薬を用いた洞調律維持とβ遮断薬等を用いた心拍数調節治療のいずれかが行われ、定期的に心電図が記録されました。その結果、(当たり前のことですが)心拍数調節治療に比較して洞調律維持治療では、明らかに心房細動が記録される割合が低くなり、抗不整脈薬投与によって発作性心房細動の慢性化が予防されていることが類推されます。つまり、抗不整脈薬は永遠に効果があるわけではない一方で、心房細動の慢性化を延長させていることも確かなのでしょう。

- 翻って考えれば、医療の多くはこれと似たような現実があります。悪い現象が引き起こされることを可能な限り先延ばしにする、そのことによって患者の現状の生活を維持するというのが、薬物投与の役割のような気がしています。
しかし、やがて効果がなくなるのでは、抗不整脈薬投与の意義をどのように考えたらよいかイメージしにくくなるかもしれません。そこで、私が今持っているイメージを示してみようと思います。

心房細動が生じたときのQOLの変化

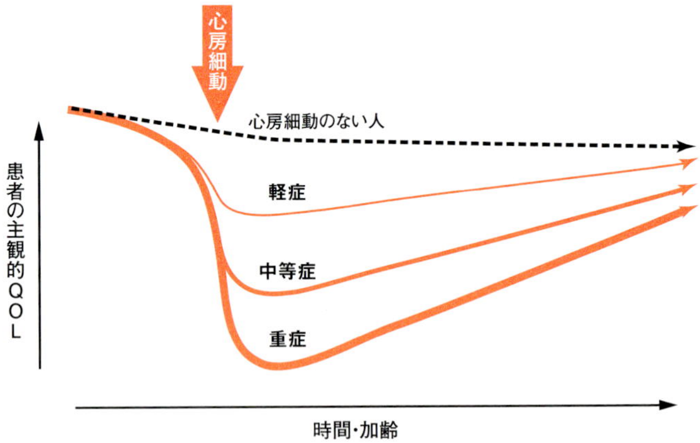

- 縦軸には患者のQOLを、横軸には時間を概念的に表わしました（QOLを一次元で表すことに問題がありますが、あくまでもイメージです）。心房細動が生じると、QOLは一時的に低下しますが、この低下は患者によって千差万別です。では、心房細動が生じなかった場合にはどうなのでしょうか？ 一般的には加齢に従って、QOLは徐々に、ゆっくりと低下していくのが普通だと思います。
心房細動患者のQOLと心房細動のない患者のQOLには何らかのギャップがあります。私たちの課題は、この両者のギャップをどのように埋めるのか、ということになります。

- この図では、心房細動患者のQOLは加齢に従って徐々に増加しているように描かれていることが奇異に感じられるかもしれません。しかし、先述したように心房細動患者のQOLは年齢の影響を受けていると思われます。実際に、日本心電学会のQOL委員会で心房細動患者のQOL調査を行いましたが、心房細動に関連したQOLは高齢者ほど高いという奇妙な事実が見出されています。これは、高齢者の感受性低下、他の側面でのQOL低下と比較した時の心房細動の占める位置付けなどが関連している可能性が高いと考えています。先生方の患者でも長期フォローアップをしている間に徐々に患者の症状が以前ほどきつくなくなっているようなことを経験されていないでしょうか?

- 抗不整脈薬は永遠に効果のあるものではないのですが、私たちが埋めなければならないギャップも永遠に開いたままのものではないと私は考えます。抗不整脈薬は投与直後にこのギャップをできるだけ少なくして、患者のQOL低下をソフトランディングさせる効果があります。同時に、主観的なQOLは直前の自分の状況との比較、他者との比較によってなされることが多いため、加齢に従ってギャップ自体が変化し、減少していくのでしょう。

抗不整脈薬投与の意義とは?

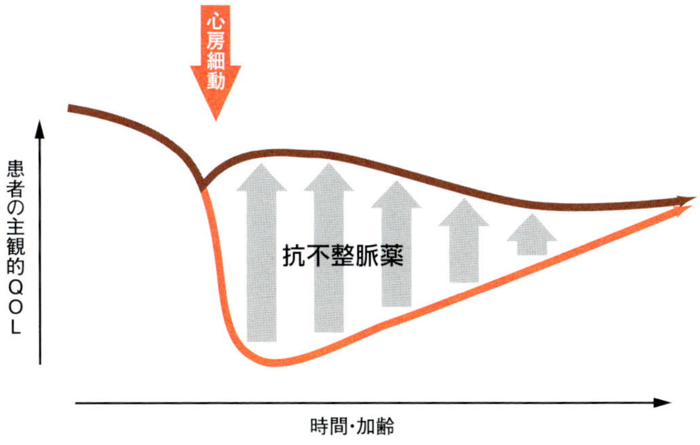

- そのように考えれば、抗不整脈薬の効果が維持される期間は十分に長いと考えられないでしょうか? 効果がなくなった時に埋めなければならないギャップがすでに小さくなっていたら、それは心拍数調節治療でも十分に埋めることができるでしょう。長いタイムスパンで考えたとき、患者のQOL、満足度の推移にいかに落差を生じさせないか、この意味で抗不整脈薬には大きな存在意義があると思うのです。

- この患者のQOLと時間(加齢)の関係は、あくまでも私自身の仮説ですが、応用範囲は広いと思っています。例えば、心房細動が発症してもギャップが極めて少ない患者(症状のない患者)では、初めから心拍数調節治療を行っても満足するでしょう。逆にギャップが大きすぎるとき、つまり抗不整脈薬や心拍数調節治療、あるいはそのコンビネーションで埋めきれなくなった時、あるいは、将来が長すぎてやがては確実に埋めきれなくなるであろうと予測される時は、他の治療である非薬物治療を考慮すべきだという考えが導き出されます。

Key Message

抗不整脈薬の効用…ソフトランディングのために、
あるいは次のステップへのモラトリアムのために。

Column｜抗不整脈薬の減量

抗不整脈薬の減量についての研究や指針はまだないというのが実情です。
しかし、この減量はしばしば患者サイドから提起される重要な問題です。
高血圧、糖尿病、脂質異常症では良好にコントロールされたからといってすぐに薬物を減量したり、中止することはありません。長期的に血圧、血糖、コレステロールなどの代用指標をコントロールすることが患者の予後改善につながることが知られているからです。

しかし、抗不整脈薬は違います。残念ながら、長期的な服用が予後改善につながることは全く証明されていません。
私自身は患者の満足度向上が抗不整脈薬投与の目的であると考えていますので、患者が望む限り減量を許可しています。また、半年以上症状がない場合には、減量を試みることを患者に提示しています。それによって症状が再発すれば再び増量すればよいことですし、そのことによって私も患者も必要な投薬量について意志を統一できると考えているからです。

Column｜HATCHスコアの効用

HATCHスコアは慢性化予測の指標です。これをそのまま利用としようとすると、患者を前に「おまえはもう死んでいる」みたいな占いをするかのような状況になってしまいます。それは、HATCHスコアに含まれる因子の多くがもうすでに是正できない因子だからです。だとすると、このスコアの利用しようがない…それが今の実感です。

同じように見えるスコアでも、$CHADS_2$スコアは医療者の次の一手を決める手助けとなってくれた点が大きく異なるのです。それならば、このHATCHスコアが、単なる慢性化ではなく、抗不整脈薬あるいはカテーテルアブレーションの効果を予測できるようになれば、利用度は大きく違ってくるだろうと思っています。

カテーテルアブレーション目的に紹介したほうが…

- 心房細動に対するカテーテルアブレーションは21世紀になり大きく飛躍し、今や一つの確立された治療となりつつあると思います。心房細動発生の源は左心房に連続する肺静脈にあることが確認され、この部位をカテーテル焼灼によって隔離するというものです。その有効性は明らかに薬物療法の効果を凌駕するものです。しかし、一方でまだ発展途上であり、すでに完全に確立されたと考えられる上室頻拍、心房粗動に対するカテーテルアブレーションと同格で論じるわけにはいかないのが現時点での実情と言えるでしょう。

- 上室頻拍・心房粗動に対するカテーテルアブレーションと比較すると、心房細動に対するカテーテルアブレーションには次のような違いがあります。

・手技にラーニングカーブがあり、術者・施行施設によって成功率に大きな差があること
・施行方法や施行中のエンドポイント（手技終了の判定）が施設によって違うこと
・1～2年という短期成績はあるものの、歴史が浅く長期成績が明らかでないこと、特に生命予後に及ぼす影響が明らかでないこと
・上室頻拍、心房粗動と比較すると、明らかに成功率が低いこと（発作性心房細動で複数回の施行を前提として70～90%というのが一般的と考えます）
・慢性心房細動ではまだ確立した方法と言えないこと（手技回数が多く、成功率は低い）
・再発があるため、二度の施行を必要とする場合が多いこと
・手技時間が長いこと
・副作用の頻度が高いこと

- 従って、上室頻拍や心房粗動と同じような基準で、心房細動に対するカテーテルアブレーションを患者に推薦できるわけではありません。私たちの施設では2010年現在、次のような患者を適応と考えています。

・コントロール不能の症状があること（これはあくまでも患者満足度向上の一環なのですから）
・抗不整脈薬で患者が満足できないこと（少なくとも他の治療を経験してから考えても遅くないことです）
・原則的に75歳以下（副作用の頻度は高齢者で多い傾向にあります）
・副作用（脳梗塞0.2～1%、心タンポナーデ1%、死亡率約0.1%）を受容できること（これは侵襲的治療を行うのですから、大前提です）

- 私自身の個人的見解では、すべての心房細動患者がこのカテーテルアブレーションの適応になるわけではなく、患者全体の約10%程度がこの治療の候補者になると考えています。いずれにせよ、各患者での評価が必要になりますので、循環器専門医にその適応を判断してもらった方がよいでしょう。

Column　なぜカテーテルアブレーションの適応が発作性心房細動患者の約10%と考えるのか？

私がそう考える理由を示しておきましょう。

1) J-RHYTHM studyで抗不整脈薬に割り付けられた群のうち約10%がこの治療法に対して忍容性がなかった
2) 日本心電学会で発作性心房細動患者のQOLを調査した際に、このQOL分布は正規分布でなくU字状の分布を示した。つまり、QOLの中間層が少なく、QOLの高い患者と低い患者に分かれ、低いと判定された患者が全体の約10%を占めた。
3) J-RHYTHM II studyで、発作性心房細動患者の約10%が慢性化した。
4) ドイツで行われた発作性心房細動を対象としたANTIPAF trialで、発作頻度の分布が日本心電学会のQOL調査と同様に、U字状に分布した。つまり、発作頻度の少ない患者約90%と発作頻度の多い患者が約10%存在した。

このように多くのデータが「発作性心房細動患者の約10%は発作頻度が多く、QOLが低く、抗不整脈薬療法に満足していない」ことを示しているように思います。

Column｜発作性心房細動の「臨界現象」

「臨界現象」とは、ある一線（臨界点）を超えてしまうと物事が大きく変化してしまうことです。

雪崩はその一つの例で、山の斜面に雪が降り積もっている最中は、雪の深さが増すだけで表面上は何も生じていないかのように見えます。ところが、ある一線を超えると急激に雪が滑り出し、あっという間に雪崩となって山の斜面の形が大きく変わります。これは、積雪に「臨界点」があるということを示しています。
QOLのU字状分布、心房細動発作のU字状分布は、発作性心房細動に「臨界点」があり、ある一線を超えると急速に発作頻度が増加し、難治化が生じる現象と考えられないでしょうか?

症状の乏しい患者では、この臨界点はあまり問題にならないでしょう。症状の強い患者で発作頻度が多い場合は、この「臨界点」がすぐ近くに迫っているのでそれを抱えたまま生きていくことが厳しく、カテーテルアブレーションの価値がありそうです。一方で、臨界点に達していない患者では、抗不整脈薬によるモラトリアムが猶予してくれているので、その適応はゆっくり時間をかけて考えればよいのでしょう。

発作性心房細動の臨界化
（イメージ）

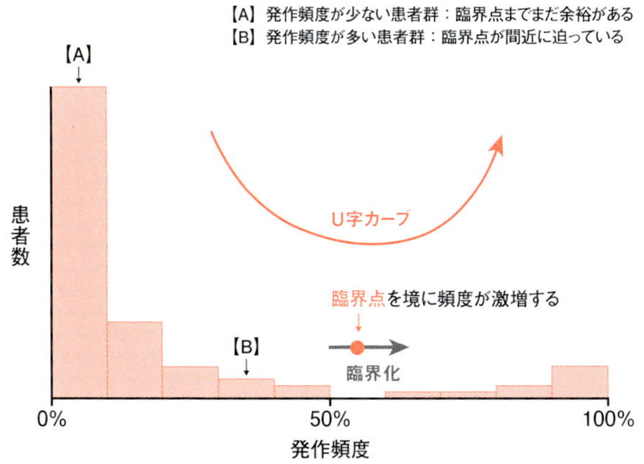

カテーテルアブレーションについてもう少し知りたい

● ここ数年の間にカテーテルアブレーションは飛躍的に進歩しました。さまざまな形でレクチャー・指導が精力的に行われた結果、カテーテルアブレーションの担い手も増加しています。技術の進歩と担い手の増加は、その技術の適応を拡大させるでしょう。そこで、ここでは、拡大する適応を目の前にしてもう少しカテーテルアブレーションについて知りたいという方たちのために質問形式で情報をまとめてみます。

1) カテーテルアブレーションでは何をしているのか?

● 「カテーテルアブレーション」という単語は単一な医療行為を想起させますが、実際の現場では多種多様なことが行われています。確立しているのは、肺静脈と左心房の電気的連絡を遮断するということだけです。接合部を連続的に焼灼するのですが、この方法は確立していると言えます。
一方で、実際にはその他にさまざまな焼灼部位が追加されており、その方法は施設によりさまざまです。代表的な焼灼部位を示してみましょう[124]。

心房細動アブレーションの焼灼部位

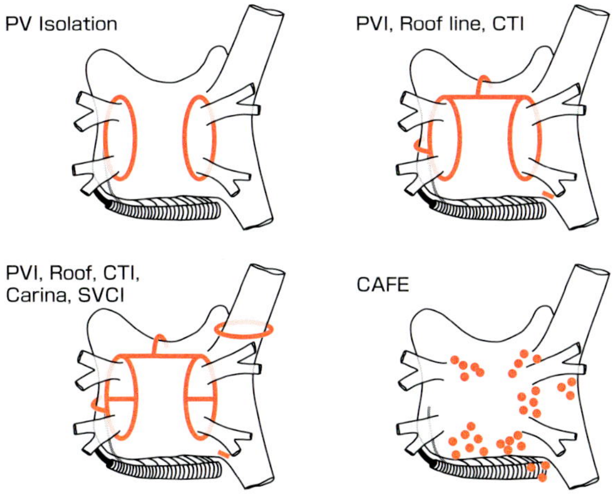

Heart Rhythm 2007; 4(6): 816[124)]

- 実にさまざまですね。焼灼部位が追加されれば、手技時間は当然長くなります。細かな点は専門書に譲りますが、問題点はこれらのさまざまな手技が果たして患者のアウトカムにどう影響しているのかが判然としていない点です。個人的には、肺静脈隔離のみ行うという方法が単純でよいと思っているのですが、今後の趨勢を見なければ分からない点が残されています。

- もう一つ、実際の現場では手技終了の判定もさまざまなのです。肺静脈隔離が終われば手技終了とする場合もあれば、心房細動が誘発できるかどうかを成功の基準とする場合があります。さらにこの誘発方法も、電気刺激、薬物負荷などさまざまです。誘発された場合に新たな心房への焼灼を加えるかどうかも現場の判断次第です。

- このようなことから、カテーテルアブレーションという言葉には、標準化されているものと標準化されていないものが混合していると考えた方がよいでしょう。

2) カテーテルアブレーションと抗不整脈薬を比較すると…

- さまざまな手技がなされる一方で、その総体としてカテーテルアブレーションが抗不整脈薬に比べて、「洞調律維持」という点で明らかに勝っていることは確かです。カテーテルアブレーションvs.抗不整脈薬という無作為化比較試験はいくつも報告されており、常に一貫した結果が導き出されています。その一つA4 studyの成績を示します[125)]。

90日以降の心房細動非再発率
アブレーション vs. 抗不整脈薬

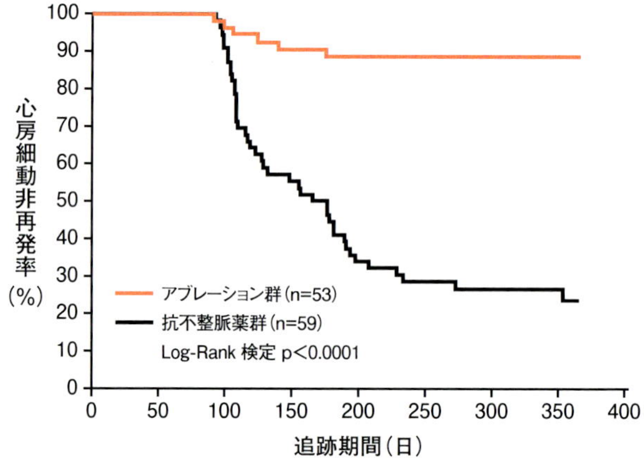

Circulation 2008 ; 118: 2498[125)]

- 優劣を論じること自体がナンセンスとも言えるぐらい大きな差があることが分かるでしょう。問題点は、縦軸にあります。この縦軸が「洞調律維持」という心電図指標であり、患者の生命予後や脳梗塞ではないことには注意しておく必要があります。ただし、この試験で患者サイドの視点に立つQOLはカテーテルアブレーションが有意に優れていたことは付け加えておきます。

3) カテーテルアブレーションで慢性化は予防できる？

- 発作性心房細動の慢性化予防に対して抗不整脈薬には限界があることを述べました。この慢性化予防という視点でカテーテルアブレーションはどうなのでしょう？

- 下の図は無作為化比較試験ではありませんが、コホート研究として抗不整脈薬での慢性化率とカテーテルアブレーションの慢性化率を比較したものです[126]。明らかに、カテーテルアブレーションの心房細動慢性化予防効果は抗不整脈薬より高いと断言していいと思います。心房細動再発を効率よく予防できるわけですから、当然の結果と言えそうです。一方で、もう少し長期に見た時にどうなるかを知りたいところです。

心房細動慢性化に与える カテーテルアブレーションの効果

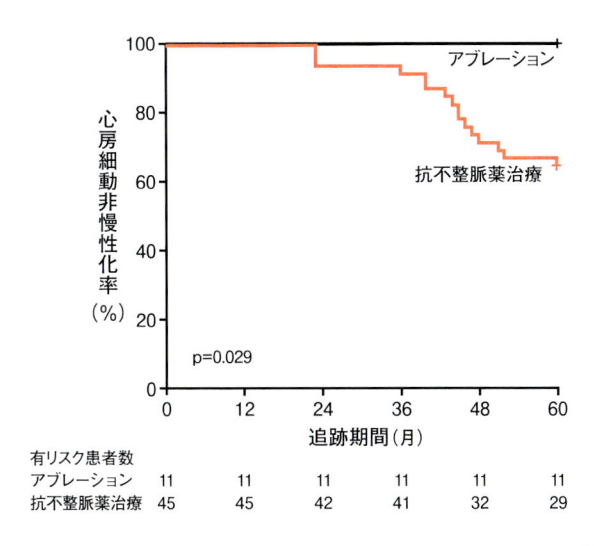

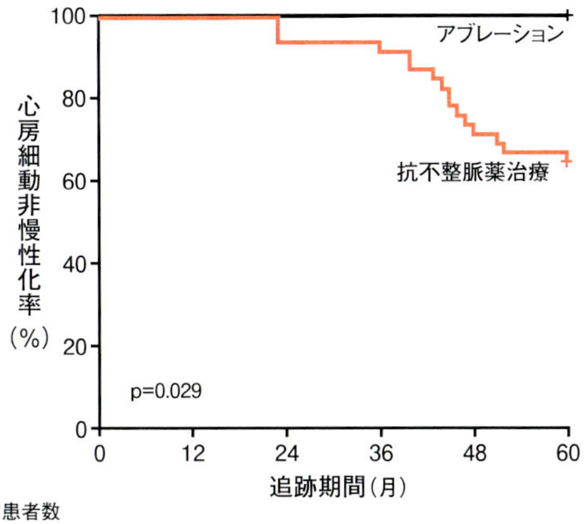

有リスク患者数						
アブレーション	11	11	11	11	11	11
抗不整脈薬治療	45	45	42	41	32	29

Heart Rhythm 2008; 5: 1501[126]

4）心房細動患者全員のQOLがカテーテルアブレーションによって向上する？

- カテーテルアブレーションと、心電図指標・患者QOLは密接に関連しています。この結果が患者全員に当てはまるのであれば、可能な限り多くの患者にカテーテルアブレーションを勧めた方がよいということになりそうですが…。QOLの向上はそれほど簡単なものではありません。

- カテーテルアブレーションとQOLの関係を分析した論文があります。この論文では、アブレーションを受けた502名のQOL調査が2年にわたってなされ、全体の平均としてQOLは向上したと報告しています[127]。
しかし同時に、必ずしもQOLが向上しない心房細動患者がいることも指摘しています。それは、術前からQOLが高い患者（心房細動であまり困っていない患者）、肥満者、ワルファリンの継続服用を要する患者であったとのことです。カテーテルアブレーションによるメリットを受けにくい患者が同定されていることは知っておいた方がよいでしょう。

5）カテーテルアブレーションで心房細動が根治できる？

- 上室頻拍、心房粗動に対するカテーテルアブレーションは根治療法です。現在ではむしろ第一選択の治療法に位置付けられるようになりました。これは心房細動に当てはまるのでしょうか? しかし、ここがなんとも断言できないのです。
カテーテルアブレーションの長期成績が最近発表されていますので、見てみましょう[128]。

アブレーション成功後の心房細動再発率

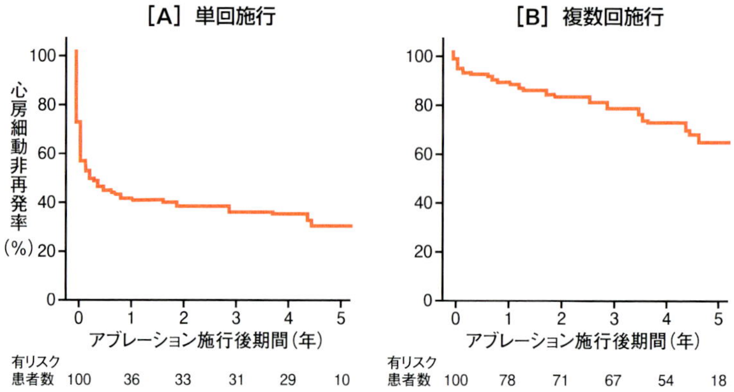

J Am Coll Cardiol 2011; 57:160[128]

- ［A］を見ると単回（初回）アブレーションの成功率はほぼ50%で、心房細動再発の多くは施行後すぐに生じることがわかります。［B］では複数回施行により心房細動の再発は抑制されるということ以外に、長期に観察するとゆっくりと心房細動の遅発性再発が生じることも分かります。

- 一般的にアブレーション施行後1年間心房細動が再発しないと、成功もしくは根治したと判断しています。しかし、このような患者はその後どうなるのでしょう。根治したと言っていいのでしょうか? 実はここでも、1年間再発がなくてもその後になってゆっくり再発を来す患者がいることが指摘されています。
次の図はアブレーション後1年間再発のなかった患者の長期成績です[129)]。この報告を見る限り、いったん根治と判断されてもやがて再発することは、それほどまれな現象とは言えなそうです。

アブレーション後1年間心房細動再発のなかった患者

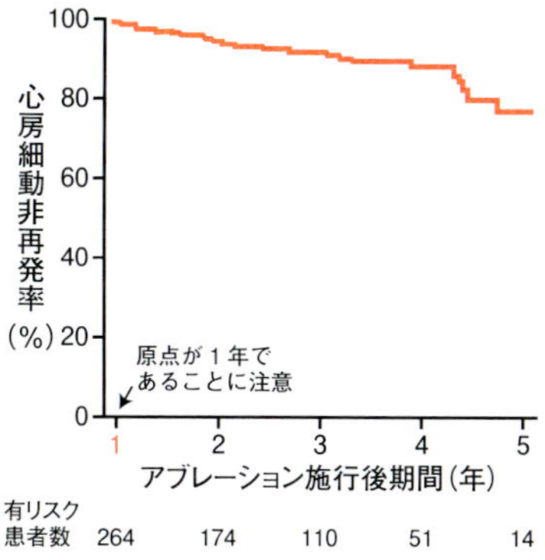

J Cardiovasc Electrophysiol 2008;19: 661[129)]

- このようなことから、現時点で「カテーテルアブレーションで心房細動が根治する」とは言えないのです。一方、アブレーション後の晩期心房細動再発の予測因子として、高血圧が両者の研究で挙げられていることは興味深く思えます。かつての心房細動は治療できたとしても、新しい心房細動が生じた結果と解釈することができるかもしれません。やはりFirst Stepの治療は重要です。

6) カテーテルアブレーション後はワルファリンを中止できる？

- この問題も微妙です。現時点では、カテーテルアブレーション前、および術後3ヵ月間のワルファリンは必須です。その後、どうすればよいでしょう。$CHADS_2$スコアが0点、1点の患者では躊躇なくワルファリンが中止できるでしょう。では2点以上の患者では? まだ誰もその解答は知りません。完全に心房細動が根治していればワルファリンの中止は可能と考えることができますが、実際のところ1年間ワルファリンを服用しながら、アブレーション後の再発がなくても、晩期再発、あるいは新規発症があり得ることはすでに述べたとおりです。このことから、脳梗塞ハイリスク群に対しては、アブレーション後もワルファリンの継続を行うことがスタンダードと考えられています。逆に言えば、「ワルファリンを中止するためにカテーテルアブレーションを行う」という医療行為は成立しないと考えられるのが一般的です。

7) カテーテルアブレーションで予後は改善する？

- この点はまだ全く不明であると言わざるを得ません。これまでカテーテルアブレーションはQOL改善を目的とし、副作用が生じにくい点からも、主に若年者対象に治療が進められてきたという経緯があります。ですから、そもそも自然死亡率が高い（例えば高齢者や合併症を有するなど）と考えられる心房細動患者に対しては十分なデータがないのです。現在、欧米ではハイリスク心房細動患者に対する内科的療法vs.カテーテルアブレーションの無作為化比較試験（CABANA study）が施行されています[130)]。この研究結果が報告されるまでは、まだ誰にも答えられない問題なのです。

- なんだか、すっきりしないかもしれませんが、以上が実情です。
ここまで一連の情報を眺めてきて、全身性疾患の一表現型であること、疾患が進行性であること、何度も手技を繰り返すという点、抗血栓療法継続の課題、予後との関係など、似ていると感じる治療法が他にありませんか?

Key Message

心房細動に対するカテーテルアブレーションの状況は、
冠動脈疾患におけるインターベンションの状況とよく似ている。

- そう、まさに冠動脈疾患のインターベンションに非常に似ているのです。
デバイスの改良とともにインターベンションの適応が拡大してきた歴史は、今後の心房細動のカテーテルアブレーションにも生じてくるのかもしれません。

Last Stepのまとめ

ESCによる新ガイドラインから

- この章ではかなり細かなことまで述べましたから、かえって頭が混乱したかもしれません。知識を詰め込みすぎると、患者を前にしてかえって迷ってしまうということは往々にしてありがちです。そこで、最後にこのLast Stepをもう一度見直してみましょう。題材は、2010年に発表されたESCによるガイドラインです。余談ですが…これはなかなかの優れ物で、ここ10数年の心房細動診療の進歩をコンパクトにまとめてくれています。

- 洞調律維持か、心拍数調節か、あるいは両者の併用か、これは各患者と相談しながら決めるわけですが、基本は比較的安全な心拍数調節治療です。これについて、ESCガイドラインは次のようにまとめています。

症状から決める心拍数調節治療
(ESC心房細動管理ガイドライン 2010)

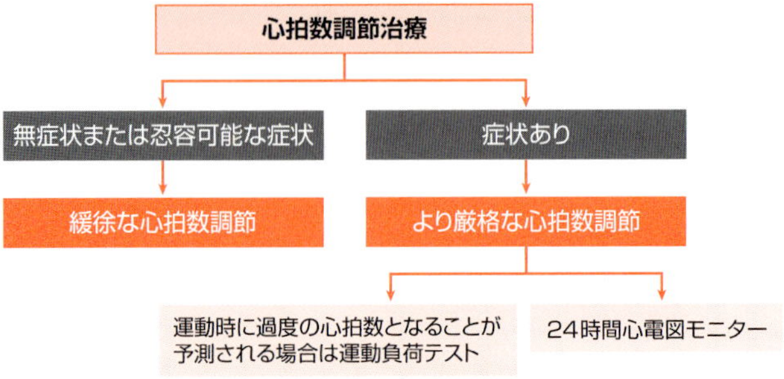

「症状」という単純化

ESC "Guideline for the management of AF" 2010[3)]

● ここで頼るべきものは患者の症状ですね。具体的な薬物の選択は次のとおりです。経験と知見のバランスがよくとられていると感じます。

心拍数調節治療薬はライフスタイルと症状から選択
（ESC心房細動管理ガイドライン 2010）

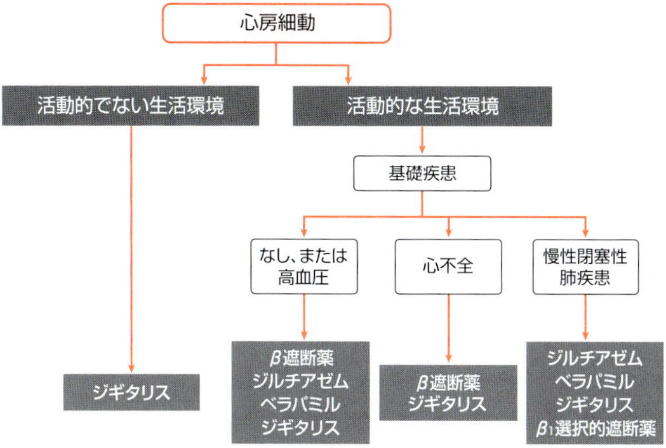

ESC "Guideline for the management of AF" 2010[3)]

● これでも患者が満足できない場合には、洞調律維持治療に入らざるを得ません。この場合、ESCガイドラインは次のように勧めています。

洞調律維持のための薬剤選択(1)
(ESC心房細動管理ガイドライン 2010)

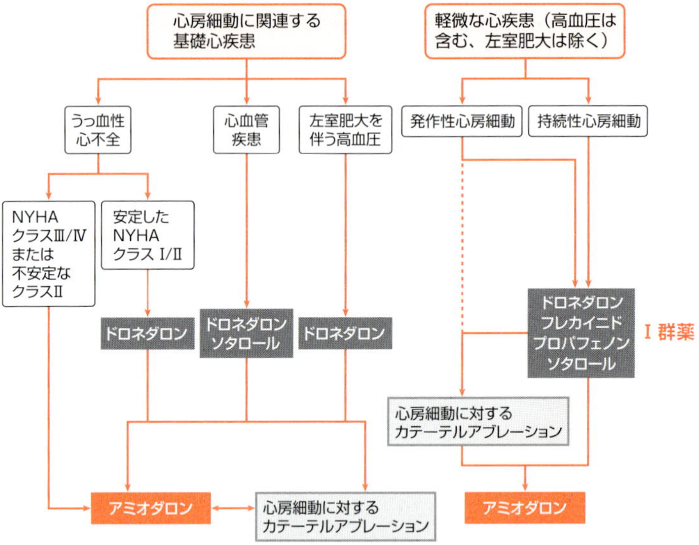

ESC “Guideline for the management of AF” 2010[3)]

- 一見難しそうに見えるかもしれませんが、それは、欧州で用いることのできる薬物と日本のそれが異なるからです。日本で用いることのできないドロネダロンを除きましょう。その他に、日本の心房細動患者に対するソタロールの経験は少ないので除いておきましょう。また、器質的心疾患がない患者に対するアミオダロンの経験も乏しいので除いてみます。一方で、日本ではI群薬は多種類あるので、一括してI群薬としてみます。そうすると、ESCのガイドラインは次ページのように日本風にアレンジできます。

- 簡単でしょう? この簡単な感覚が今自分の持っている感覚です。洞調律維持が必要だと医師・患者で意思決定できれば…

洞調律維持のための薬剤選択(2)
日本の現状に当てはめてみると…

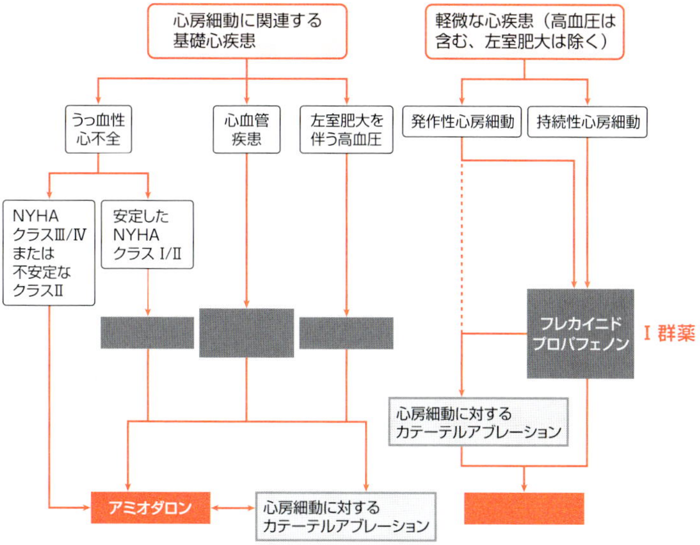

ツールの単純化

基礎心疾患がない患者：Ⅰ群薬の投与、無効ならばアブレーションを考慮

基礎心疾患がある患者：アミオダロン投与、必要に応じてアブレーションを考慮

- 考えがまとまりましたでしょうか。多様な背景を持つ患者に対して、多様な策を講じたとしても、策に溺れる結果となりがちです。その点、ESCによるガイドラインはものごとを整理してくれたと感じています。

Key Message

洞調律維持・心拍数調節の方法…策に溺れないようにしよう！

第5章

3ステップによる心房細動管理の実践

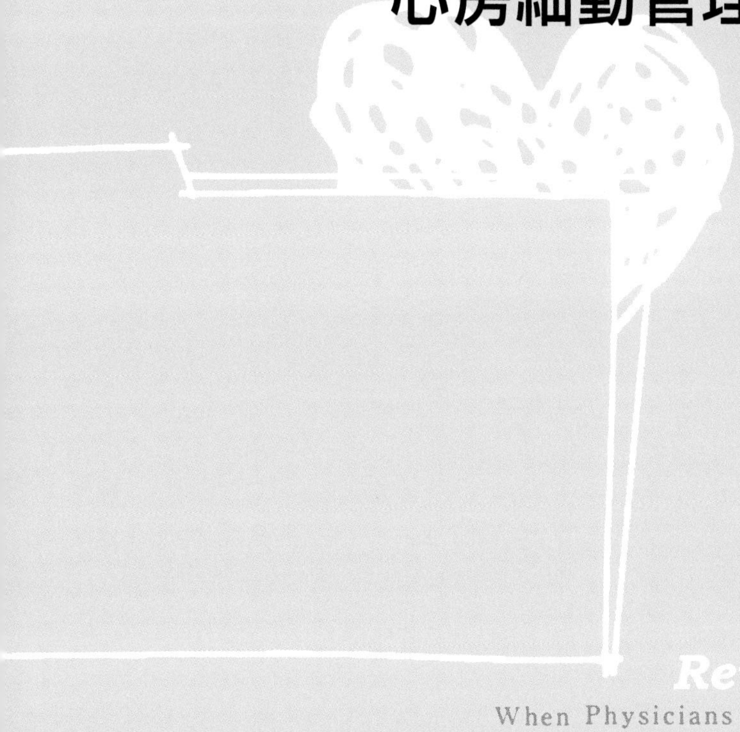

Revolution
When Physicians Meet Patients
with Atrial Fibrillation

Case Files

● ここまで、心房細動患者に出会ったら何を考えて何を行うかについて私自身の考え方を述べてきました。ここでは、具体例を出しながら、もう一度簡単に振り返ってみたいと思います。それぞれの例で私ならどうするかという考え方、治療を示してみますが、あくまで個人的な見解として参考にしていただければ幸いです。まずよく経験しそうな症例から提示してみましょう。

症例1：高血圧を有する発作性心房細動

約5年間の高血圧治療歴を有する68歳男性。血圧は135/85～90mmHgにコントロールされていた。2ヵ月前から30分から1時間持続する動悸、息切れが生じたため、24時間心電図を記録したところ、発作性心房細動が記録された。

First Step　まず高血圧以外の因子、器質的心疾患、糖尿病の再チェックを行います。胸部レントゲンの心拡大や12誘導心電図でのQRS波異常があれば、循環器専門医による評価、特に心臓超音波検査が必要になります。糖尿病があれば指導と治療を行います。このようなことを契機に軽症の糖尿病が見つかることがよくあります。血圧の管理はさらに厳格にしましょう。Ca拮抗薬あるいはRAS阻害薬を使って120/80mmHgを目標にします。降圧が何よりも重要で、これはSecond Step、Last Stepに良い影響を与えます。本例では、胸部レントゲンでのCTR（心胸郭比）は48%と正常、心電図でのQRS波の異常もありませんでした。

Second Step　$CHADS_2$スコアは1点です。個人的には1点もワルファリン（ワーファリン）による抗凝固療法の対象としているので、抗血栓療法の適応です。抗血栓療法開始にあたっては降圧が大前提となります。説明を行い、ワーファリンを開始しました。ワーファリンは2mg/日から投与します。PT-INRは2.0を目標に1～2週間ごとに測定しながらワーファリンを徐々に増量し、最終的に約2ヵ月後にワーファリン5mg/日でPT-INRが2前後となりました。これからは、ワーファリン以外にダビガトラン（プラザキサ®）を選択できますが、この選択には患者個人の嗜好が重要だと思います（多くの患者がプラザキサ®を選択することは、現状の私の外来を見ると容易に想像できることですが……）。プラザキサ®は通常は150mgを1日2回投与します。

Last Step　First Stepで血圧を十分に下げ、Second Stepの抗血栓療法を行っている間に、心房細動発作が減少し、2週間の間に一度の発作も生じなかったためLast Stepの治療は行いませんでした。今後再発するとは思いますが、症状がつらく、1ヵ月に2回以上の発作があれば、抗不整脈薬の継続投与を試みようと思います。その場合、個人的には、ピルジカイニド（サンリズム®）から開始し、効果不十分ならフレカイニド（タンボコール®）に変更するでしょう。頻度が1ヵ月に1回以下であれば、発作時にのみこれらの薬物を頓服（サンリズム®なら1回50～100mg、タンボコール®なら1回100mg）することも考えます。再発時の症状が軽微であれば、経過観察もしくはβ遮断薬の少量投与も一つの手でしょう。患者の満足度が低ければ、これらの治療をすべて行った上でカテーテルアブレーションを患者が良いと判断すればそれを選択すると思います。

症例2：健康診断で見つかった無症状の心房細動

生来健康な49歳男性。昨年の健康診断では肥満を指摘されたが、その他の異常は指摘されていない。特に症状はないが、今回、健康診断で心房細動を指摘されて受診。

First Step　この症例でも胸部レントゲン、12誘導心電図、甲状腺機能を含む全身検索を行いましたが、異常はありませんでした。しかし肥満はおそらく心房細動の一つの原因だと考え、減量の重要性を指導しました。

Second Step　この時点ではCHADS$_2$スコアは0点ですから、長期的な抗血栓療法は不要です。

Last Step　若年であることが特徴で、無症状であっても可能な限り洞調律維持を目指したいところです。一方で、心房細動の持続時間は長いため電気的除細動が必要になること（長期間持続した心房細動の薬物による除細動は困難）、再発してもこの患者の症状から再発の有無をチェックすることが難しいこと（今回の心房細動が無症状なのですから。症状があれば健康診断以前に受診したことでしょう）が難点です。このような限界を説明した上で「一度はやってみましょう（再発したらあきらめる）」という気持ちでの同意が得られたので、除細動前後のワーファリン療法を施行した上で電気的除細動を施行しました（Generalistとしては同意が得られた時点で、循環器専門医に紹介すればよいでしょう）。この例では結果的にタンボコール®で洞調律維持がなされています（無症候性心房細動発作はあるかもしれません）。本例で同意が得られなければ（「何も困っていないのでこのままで結構です」）、24時間心電図検査で1日総心拍数を測定すると思います。総心拍数が14万拍/日を超えるようならβ遮断薬を投与し、不十分ならベラパミル（ワソラン®）を追加します。しかし、無症状例では多くの場合これを超えないことが多く、その場合は無投薬で年に一度の全身チェックのみとして経過観察することにします。

症例3：健康診断で見つかった無症状の高齢者心房細動

78歳男性。軽度の高血圧と高脂血症があるが、放置していた。なんの症状もないが、今回健康診断で心房細動を指摘された。診察時血圧145/90mmHg。

First Step　高齢者であり、器質的心疾患を有している可能性が高いことを念頭において全身検索をしましたが、本例でも他の疾患はありませんでした。高血圧はRAS阻害薬、Ca拮抗薬を用いて管理を開始し、130/85mmHgとなりました。

Second Step　すでにCHADS$_2$スコア2点なので抗血栓療法の適応です。あらためて患者家族を交えて、脳梗塞発症のリスクとワーファリン療法について説明しました。本人・家族がワーファリン療法による脳梗塞予防に賛同されたので、ワーファリンを1.5mg/日から開始しましたが、高血圧の状態でワーファリンを開始すると大出血を来しやすいため、降圧が十分に確認されてから抗血栓療法を開始しました。最終的には開始後約1ヵ月半、ワーファリン2.5mg/日でPT-INRが1.9となりました。プラザキサ®を用いることができれば、より抗血栓療法の導入がたやすいでしょう。この例は70歳以上であり、高齢者での大出血を少しでも抑えるために、プラザキサ®なら110mg 1日2回を選択します。

Last Step　症状がない高齢者ですので、心拍数調節治療で十分と判断しました。安静時心拍数90拍/分以下で十分と考えます。本例では昼間の心拍数が高い（約130拍/分）一方で、夜間の心拍数は低い（約40拍/分）ため、朝昼のみのワソラン®1錠（40mg）投与を行いました。他の高齢者心房細動でワソラン®のみでコントロールできなければ、β遮断薬の少量投与を追加します。血圧が低い場合にはジギタリス少量を使うこともあります。いったんコントロールが良いと判断しても、1年に一度は24時間心電図検査を行い、投薬量の調整を行います。

症例4：初発の心房細動発作

66歳男性。今朝から動悸がして息苦しく、「死ぬかもしれない」という不安感もあり、起床後2時間で受診。

First Step　全身検索がまず重要なのですが、患者は半ばパニック状態でした。一般的な診察を行い、まず心不全はないと判断したため、全身検索の時間的余裕を得るために、大きな心配はいらないということと心房細動に関する簡単な治療方針の説明をして不安感の解消を図りました。胸部レントゲンでも心不全はないことが確認されたので、ゆっくりと治療することにします。この時点で心不全があれば、循環器専門医での入院治療が必要になり、この場合は予後が悪いと推定されます。心不全がない本例では、精神安定薬をこの時点で用いました。

Second Step 問診、診察により新たな背景因子がなかったので、$CHADS_2$スコアは0点となり抗血栓療法は行っていません。しかし、高血圧、糖尿病などが一つでも見つかれば、$CHADS_2$スコアは1点となります。個人的にこの点数では抗血栓療法が望ましいと考えているので、その場合プラザキサ® 150mg 1日2回またはワーファリン2mg/日から開始すると思います。

Last Step 心不全がないので、ワソラン®でとりあえず心拍数調節治療を行って症状の軽減を図り、翌日再び受診してもらうこととしました。帰宅後、数時間で症状は消失したとのことで、翌日は洞調律でした。このように多くの場合、初発の心房細動発作は1〜2日以内に自然停止しますから、治療を焦る必要はないと考えています。First Step、Second Step終了後も心房細動が持続している場合には（このようなことは少ないのですが）、あらためて除細動を行うかどうかを決定します。経験的には、症状があることから患者自身が除細動を望むことが多いようです（何しろ、症状が強くて受診したのですから）。本例では、自然停止後無投薬で再発の有無を確認していますが、半年間の再発はなく、この時点で終診としています。抗血栓療法を開始している場合には、抗血栓療法下で再発の有無を確認し、半年間再発がなければこの時点で抗血栓療法を中止します。

症例5：若年者の発作性心房細動［1］

43歳男性。勤務がハードで睡眠不足。夜の付き合いに伴って飲酒量も多い。飲酒後帰宅して深夜から動悸発作が出現することがあり、最近では1週間に1〜2度発作があり、24時間心電図で発作が心房細動であることが確認された。他の疾患はない。

First Step　念のため全身検索は行うのですが、予想どおり何の疾患もありませんでした。問診から、睡眠不足、アルコールが心房細動発作の原因であることは明らかです。この点を指導しましたが、働き盛りの会社員であり、完全なライフスタイルの改善は難しそうでした。

Second Step　$CHADS_2$スコア0点ですので抗血栓療法のことは考えなくて構いません。

Last Step　症状があり、かつ発作回数が多いため、抗不整脈薬の継続投与が必要と考えました。症例1と同様、サンリズム®、タンボコール®をトライしようと考えますが、若年者であることが一つの特徴です。若年者の場合、サンリズム®の半減期が短くなりがちです（逆に、服用後の効果はシャープであると言えます）。本例では、睡眠不足の翌日の夜、あるいは飲酒後の夜間から早朝にしか発作がありませんでしたので、夜のみサンリズム®50mg/日の投与としたところ発作が激減し、継続治療を行っています。もし、発作の時間帯がばらばらならば、より半減期が長く昼の服用も不要な（この効果は若年者に有利です）タンボコール®にしたと思います。

症例6：糖尿病を有する心房細動

高血圧、糖尿病、脂質異常症治療中の72歳男性。定期通院中の脈拍で不整があることが発見され、心電図で心房細動を認めた。本人の自覚はない。

First Step　本例では初めから心臓超音波検査、運動負荷検査を施行しました。多数のリスクを有しているので、虚血性心疾患（糖尿病では無症候であることも多い）の可能性が高いと判断したためです。虚血性心疾患があるなら、心房細動より虚血性心疾患の治療を優先すべきでしょう。その意味で動脈硬化リスクを複数持っている患者では一度は循環器専門医での評価が望ましいと思います。幸いにして本例では虚血性心疾患は否定されました。投薬内容は、Ca拮抗薬とRAS阻害薬を用いて、血圧を120/80mmHgレベルまで下げました。また、ピオグリタゾン（アクトス®）を用いて糖尿病の管理を徹底しました。将来の脳梗塞発症のリスクが高く、抗血栓療法以外にも打てる手はすべて打っておきたいと考えたからです。

Second Step　$CHADS_2$スコアは現在2点。3年後には3点になります。抗血栓療法は必須ですので説明・同意の上ワーファリンを2mg/日から開始、ゆっくりと増量し、最終的に6mg/日の投与でPT-INRが2.2になりました。これからはプラザキサ®を用いることができます。年齢、糖尿病はいずれも大出血のリスクになります。また多剤併用となるので、ワーファリンよりプラザキサ®110mg 1日2回が圧倒的に有利な抗血栓療法になると思います。この選択は、整形外科、耳鼻科、皮膚科など高齢者でよく見られる多科受診者にも当てはまります。

Last Step　症状はないことから、心拍数調節治療を行うこととしましたが、24時間心電図検査で1日総心拍数は約11万拍/日でしたので、特別なことは行っていません。

● ここからは、各例での特徴的なStepだけを見ていきましょう。

症例7：若年者の発作性心房細動［2］

器質的心疾患のない48歳男性。1年前から心房細動発作があり、さまざまな医療機関で複数の抗不整脈薬投与を行ったが、発作が治まらず仕事にもならない。最近では発作がなくても、いつ発作が生じるかと思うと不安で仕方がない。

Last Step　患者のQOLが著しく障害されている発作性心房細動です。まず、本当に感じているものが心房細動なのかどうかを携帯型心電計で確認したところ、症状はすべて心房細動に一致していました。I群薬に属する抗不整脈薬はすべて無効であることも病歴から確認されました。ここでかつてはⅢ群薬のベプリジル（ベプリコール®）の投与を考えたくなるという歴史があったかもしれませんが、私はこの選択ではなくカテーテルアブレーションを患者に勧めます。患者は若く、たとえここでⅢ群薬を用いてその場をしのげたとしても近い将来再び同じような状況になること（長期間しのげたとしてもその間ずっと副作用のモニタリングが必要です。幸運にも高齢者となるまで効果が持続したとしても、ますます副作用の発現頻度が高くなってしまいます。基本的に予後の良いと考えられる本例でいつまでⅢ群薬を投与するのでしょうか?）、症状が著しくカテーテルアブレーションに伴う副作用の頻度は許容可能であろうと予想できること、すでに患者の不安感は著しく心房細動発作が一度も生じないという自信を患者が欲していることなどの理由によります。本例では、カテーテルアブレーションを行い、再発がありましたが、再度の施行を本人が望み、二度目の施行以降約半年間心房細動発作を認めていません。

若年者では、I群薬が効かなかった場合にはカテーテルアブレーションを勧めるという感覚は、患者が若ければ若いほど積極的に進めていいと思います。完全に薬物抵抗性になってからでは、アブレーションの効果が弱くなるという感覚があります。実際に、当院でもベプリコール®不応性になってからアブレーションを行った症例での成功率は低く、ベプリコール®を投与する前にアブレーションを施行すべきだったと後悔したことがあります。

症例8：中年女性の発作性心房細動

55歳女性。最近、数時間動悸が持続することを主訴に受診。ひどい場合は1日以上持続しているという。

First Step　中年女性の心房細動罹患率は低いので、珍しいケースと言えます。案の定体形はやせ形で、腕を挙上させて静止させると、振戦が認められました。甲状腺機能亢進症でしたので、甲状腺機能の治療を開始すると心房細動発作は消失しました。本例は典型的でしたが、甲状腺疾患の存在は分かりにくいこともあります。特に、もともとβ遮断薬を服用していると（心拍数調節治療として処方することが多い）その発見は難しくなります。抗不整脈薬のコントロールが突然悪くなったりした場合には、一度甲状腺ホルモンのチェックをすることをお勧めします。

Second Step　CHADS$_2$スコアは0点です。ただし、甲状腺機能亢進状態にある間は脳梗塞発症のリスクがあり、この年齢での脳梗塞は本人・家族に多大なる影響があるので、甲状腺機能が正常化するまでの間、ワーファリン療法を行いました。

症例9：脳梗塞既往を有する心房細動症例で、一過性脳虚血発作が出現

糖尿病、高血圧、狭心症を有する68歳男性。慢性心房細動で脳梗塞の既往を有するが、リハビリにより自立生活は可能となっている。脳梗塞後ワーファリン療法を受けているが、一過性の言語障害が出現、すぐに回復したという。診察時のPT-INRは2.2と目標レベル内。

First Step　言わずもがなですが、神経内科医による評価が必要ですので、すぐに紹介しました。降圧薬の増量は可能であったかもしれませんが、長い期間の診療で何もなかったため、再評価をしてこなかったことが悔やまれました。

Second Step　CHADS$_2$スコア4点ですので、当然のことながらワーファリンは投与されており、PT-INRも安定して目標の範囲内でした。今後どのようにすべきかについては、神経内科医による評価を仰ぎました。今回の一過性脳虚血発作が動脈硬化によるものの可能性が高ければ抗血小板療法の強化（狭心症でアスピリンはすでに服用中であることから、抗血小板薬の追加が必要）、心房細動によるものの可能性が高ければワーファリン療法の強化が必要

になります。本例では、ワーファリン療法の強化が指示され、現在目標PT-INRを2.5～3台前半として管理しました。現在では、プラザキサ®への変更という選択肢があるでしょう。PT-INRはせいぜい1ヵ月に1回の採血でその効果を判定するという限界があり、採血しない日の実際の状況は誰にも分かりません。このような患者では毎日抗血栓療法の効果が安定する必要があります。そのためにはプラザキサ®の方が有利だと思います。

症例10：ワーファリン療法施行中の心房細動患者で抜歯が必要

高血圧、発作性心房細動を有する75歳男性。歯科で抜歯が必要と言われ、ワーファリンの一時的中止を求める依頼状を持って受診。

Second Step　CHADS$_2$スコア2点です。本文中に述べたとおり、「ワーファリン中止による脳梗塞発症が1%発症し得ることから、ワーファリン継続の上抜歯をお願いします。こちらでは少なくともワーファリンが効きすぎないよう注意します」という返事を書きます。後は、歯科医の判断待ちとします。

これが「便潜血のため、大腸内視鏡を行います。ポリープや腫瘍があれば、その場で生検を行います」という紹介状ならば、患者に1%以内の脳梗塞発症はあり得るが、だからといって検査を受けないことは癌の発見を遅らせることにもなりかねないし、ワーファリンを中止しなければ検査もできない旨をお話しし、一時的な中止を許可しています（患者が納得できない場合は、内視鏡を二度に分けることもあります。最初はワーファリン継続の上内視鏡観察のみ、その上でポリープ、腫瘍などがあった場合にはワーファリンを中断してもう一度施行してもらうのです。消化器内科医には面倒な作業をお願いすることになりますが）。

ただし、過去に脳梗塞の既往のある例、CHADS$_2$スコアの高い例では、入院をお願いして、ワーファリン中断の間、可能な限りヘパリン点滴静注でリスクを最低限にしてもらうよう依頼状を書いています。

そして、このような面倒な状況はプラザキサ®の使用により、ずいぶん減ることになると思います。プラザキサ®であれば、術直前の2回の服用を中止するだけでよく、術後の再開は止血後行うことにすればよいだけだからです。もちろん、この2回の服用中止がどのような影響があるかはまだ分かっていませんが、ワーファリンよりずっと影響は少ないものと推察されます。

症例11：不思議な発作性心房細動［1］

68歳、BMI 26の肥満男性。発作性心房細動で抗不整脈薬投与を行っているが、いまひとつ十分でないと医師・患者が思いながら、それ以上踏み込めないままでいた。そんな時、睡眠中に息をしていないことに妻が気付いて相談に来た。

First Step　睡眠時無呼吸症候群が疑われます。早速検査を受けてもらったところ、重度の睡眠時無呼吸症候群でした。CPAP（持続陽圧呼吸）療法を受けたところ、抗不整脈薬投与下での発作が見事に消失してしまい、抗不整脈薬の減量を試みつつあります。心房細動患者のすべてに当てはまることではありませんが、肥満患者では睡眠時無呼吸症候群の関与を頭に入れておいた方がよいかもしれません。

症例12：不思議な発作性心房細動［2］

77歳女性。発作性心房細動以外の疾患を有しないが、長らく慢性的な睡眠不足に悩まされている。抗不整脈薬による発作コントロールは完全ではないが、本人としては満足している。

First Step　これはたまたまの経験でした。睡眠不足に悩んでいることは知らなかったのですが、ひょんな話からその話題になったので、「そんなに悩んでいるのなら睡眠導入薬を使ったらどうですか?」とお話ししました。患者さんはできれば使いたくない（一人暮らしだったことから服用することの不安感があったのかもしれません）と言いましたが、「だまされたと思って一度飲んでごらんなさい」と伝えました。次の診察時には元気そうに入って来て、「この睡眠薬は抗不整脈薬以上に効果がありました。よく眠れるばかりでなく、ここ1ヵ月間一度も発作はありませんでした」と言うのです。私も驚きましたが、この患者さんでは予想以上に睡眠不足が心房細動発作に関連していたのだと知りました。

症例13：長期の視点からみた心房細動管理

72歳男性。私を気に入ってくれているのか、10数年私の外来に通院している。もともとは、発作性心房細動だけであったが、長い経過の中で高血圧となり、降圧薬服用が開始されている。

Second Step　当初は50歳代の発作性心房細動のみでCHADS$_2$スコアは0点でした。高血圧となった時点でCHADS$_2$スコアは1点になり、今ややがて2点になろうとしている状態です。本例では降圧薬開始と同時にワーファリンを開始しました（65歳）。当初はワーファリン4～4.5mg/日でコントロールしていたのですが、今では3～3.5mg/日が適量のようでゆっくりと投与量は減少しています。そして、これからプラザキサ®が使えるようになります。すでに患者にはその存在を伝え、インタビューしています。すぐに変更してほしいということでした。「長らく我慢していた納豆が食べられる…。どうしても食べたいというわけではないけれど、制限されると食べたい気がするものだ」と言っていました。

Last Step　昔から知っているので、現在の外来での会話は心房細動以外の話題であることが多いのが実際です。なんだか、ただ会いに来ているだけなのではないかという気もする時があります。心房細動に限れば、当初診察した頃の発作性心房細動の症状はひどくて、いつもなんとかしてほしいというような会話だった記憶があります。その頃は抗不整脈薬をとっかえひっかえしながら、またその効果判定に何度も24時間心電図検査をお願いしていました。その揚げ句、「先生、24時間心電図はあてになりませんね」と教えてもらうことになりました。ぴったりする抗不整脈薬が見つからず、あるいは効果があってもまた効かなくなってしまうという状態で、以前に使用していた抗不整脈薬に再び戻ってみるとか、抗不整脈薬の併用を行ってみるとか（今になってみれば怖い投与だと思いますが）、いったん心拍数調節治療に割り切ってみるとか、両者を同時に行うとか、精神安定薬をかぶせてみるとか、いろんなことを試しました。こんなにさまざまなことが行えたのは、患者さんの協力なくして成り立たないと思います。そして、この長い診療の上、今、発作性心房細動はどうなっているのでしょうか?立派な慢性心房細動です。ゆっくりゆっくりと症状は軽くなっていくばかりか、無症状の発作が増えてきて、患者さんに聞いても抗不整脈薬の効果判定があやふやになってきたのです。こうなるとどの抗不整脈薬がいいのかの判断が、医師・患者ともに決められなくなります。今考えると、この頃は患者さんにとって発作予防というより薬物の副作用のことがむしろ関心事になってきたようにも感じます。そして現在は、慢性心房細動の心拍数調節というなんの変哲もない治療を継続しています。そして患者さん自身は今も元気です。振り返って見てみると、長い期間の間にたくさんのことがあり、医師・患者・医療に関係するいろいろな面が変化し、患者はゆっくりとソフトランディングしていったというように感じています。

● 最後に心不全に伴う心房細動の治療に少しだけ触れておきましょう。

症例14　心不全を有する心房細動［1］

60歳男性。頻脈性心房細動を生じ、他院に入院。胸水、浮腫があり、心不全状態であったという。心不全のコントロール後、電気的除細動を行うも翌日再発したらしい。医師の説明に納得が得られないため、受診となった。受診時に浮腫はないものの、運動時息切れがある。

First Step　初診時の心拍数は約120拍/分、心電図では左脚ブロック、胸部レントゲンでのCTR（心胸郭比）は60%、心臓超音波検査では左室駆出率（LVEF）は38%でした。ジギタリス、利尿薬、RAS阻害薬の投与を確認した上で、少量からβ遮断薬を投与して増量するという心不全治療の基本をまず行いました。基礎病態の治療が何よりも重要だからです。

Second Step　心不全を有しており、$CHADS_2$スコア1点であり、ワーファリン療法も開始しました。

Last Step　心不全の状態が改善するまでこのStepは先延ばしにしました。β遮断薬の増量が順調に経過するとともに心不全は劇的に改善し、利尿薬の継続投与を中止することもできました。もし、β遮断薬の増量が厳しい場合には、一次的にアミオダロン（アンカロン®）を用いて心不全管理を行い、β遮断薬増量の機会をうかがいながら増量とともにアンカロン®を減量、中止したことと思います。心不全管理ができた時点で患者と相談しましたが、症状もなく、電気的除細動には悪い記憶があるためか、とりあえず心拍数調節治療で進むことになりました。しかし、すでに心拍数は十分にコントロールされていましたので、新たな治療は行わなかったことになります。この患者は半年後に左脚ブロックが消失し、CTRは45%に減少し、心臓超音波検査ではLVEFは58%とほぼ正常化しています。結果的には心房細動による頻脈誘発性心筋症であったと判断され、以降数年間、心不全の再発はありません。

症例15：心不全を有する心房細動［2］

肥大型心筋症を有する48歳男性。5年前から発作性心房細動があり、発作時は息切れが強くて階段を上れない、仕事にならないという状態で、各種の抗不整脈薬投与を受けた。当初は効果があったⅠ群抗不整脈薬がすべて効かなくなり、医師から心拍数調節治療にしようと言われ、心拍数がコントロールされたものの症状は全く良くならないため受診。

Last Step　受診時すでにFirst Step、Second Stepの治療は完全になされていました。心拍数調節治療では症状がとれず日常生活に困っているのですから、ある程度の副作用の可能性を受容してもらって洞調律維持治療をするしかないわけです。アンカロン®に伴う副作用の説明をして（患者はすぐに受容しました）、アンカロン®服用後電気的除細動を施行しました。以降、発作はなく、元気に仕事をしています。アンカロン®の効果がなくなった時に次の手をどうするかは難しいのですが、長期に見ていくしかないと考えています。このように心不全を伴う心房細動は予後が悪いという点、症状が著しいという点から、患者はたとえ重症の副作用のあり得る治療法でも積極的に受けることが多いと

症例16：心不全を有する高齢者心房細動

拡張型心筋症と発作性心房細動を有する77歳男性。発作時には頻脈となり、容易に心不全となるため、入退院を繰り返している。ジギタリス、β遮断薬、RAS阻害薬、利尿薬はすでに投与されている。β遮断薬の増量は困難で、当然ワラソン®は使用できない。発作予防薬として用いることができるアンカロン®も無効であった。

思っています。

Last Step　本例でもFirst Step、Second Stepの治療はすでになされています。心不全入院を繰り返さないためには、洞調律維持が必要なのですが、もはやその手がありません。本例では高齢者であること、心不全の主原因は頻脈にあることから、カテーテルアブレーションにより房室ブロックを作成し、その上でCRT（両心室ペーシング）というペースメーカーを植え込んでいます。もし、若年者であればこのような治療よりまずカテーテルアブレーションを勧めるでしょう。完全な成功が得られればもちろんのことですが、たとえ再発したとしてもこの時点でアンカロン®が有効になる可能性もあります。

- さまざまな症例を提示しました。このように心房細動の治療は一筋縄ではいかないことは事実です。それは、初めに述べたように心房細動患者の背景が多様であるからです。従ってエビデンスにより唯一の治療が優れているというようなことは将来も起きないでしょう。しかし、どんな患者でも、本書で述べた三つのステップを順序立てて考えれば、ほとんどの患者の治療は正しいものに導かれる、しかもそれは患者各自に自然に適応したものになると私は考えています。さらに、この方法は患者の背景を知っていればいるほど有利だということも強調したいと思います。最後に示した心不全を伴う心房細動患者は全体から見れば少数です。ほとんどの心房細動患者はGeneralistの先生方の守備範囲にあると考えています。

- 実は、この章の症例は第一版と同一のものです。3年経ってどれほど変わったかという意味で、現時点ならどうするかという視点で加筆したのですが…あまり変わっていませんでした。新しい抗血栓薬ダビガトランが上市されるという点、カテーテルアブレーションに対してより積極的になった点以外の変更はありませんでした。ここ数年心房細動に関するエビデンスは多岐にわたりますが、そんなに心房細動診療が劇的に変わることはないという思いを強くしています。

第6章

さいごに
…心房細動患者の将来は
Generalistの手に

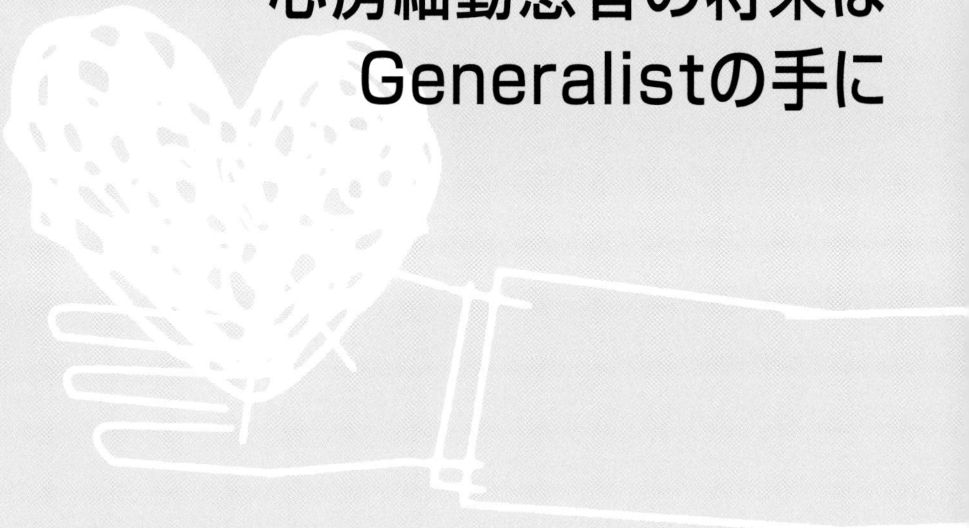

Revolution
When Physicians Meet Patients
with Atrial Fibrillation

"Keep It Simple"
守るべき原則

- ここ数年間の心房細動診療をめぐる状況はすさまじいものがありました。毎月、毎月なんらかのエビデンスが発表されるという状況が続きました。かつては、当然と思われてきた、心拍数調節の考え方、アップストリーム治療の考え方までもがひっくり返ったかと思えば、新しい抗血栓療法がセンセーショナルに発表されるなど、ついていくことが困難だと感じられたほどです。私は2007年に本書の第一版を書き、2008年に刊行したのですが、当時はまさか約3年で修正と追記を大幅に要することになるとは予想もしませんでした。

- あらためて思えば、心房細動に関するエビデンスは21世紀になって初めて報告されたのです。つい最近のことです。このことを知ると、エビデンス創出速度が今最高潮に達していることもたやすく理解できるでしょう。そもそも世の中自体が、常に生々発展し、流動化し、移り流れているのですから、固定された心房細動診療は存在しないのです。「諸行無常」は心房細動診療にもあるのです。しかし…

Key Message

「万物は流転する」という情報自体は変化しない！

- この言葉は、養老孟司氏の『バカの壁』（新潮社）にある言葉です。本当の意味はもう少し奥深いのですが、私はこの言葉が違った意味で大好きです。それは…世の中には「変化するもの」と「変化しないもの」があるけれども、後者こそがより重要だ。表面上の変化に踊らされてはいけない、自らの目的や存在意義からものごとを観察し、不変なものを自分のよりどころにしたいという意味合いで、大好きなのです。

- 一見、心房細動診療はここ数年大きく変革したかのように見えます。しかし、それはあくまでも表面的なものなのではないでしょうか?「変化していないもの」は、やはり変化していない。実際、第5章の症例集に対する診療の基本は変化していないことの方が多かったのです。あるいはもう少し大きな視点で見れば、その基本的な考え方は1980年代のそれとも大きく変化していないとも言えます。その頃の診療の中心は、「症状を軽減すること」と「脳梗塞を予防すること」でした。それぞれ、ジギタリスとアスピリンが推奨されていたことは懐かしいのですけれども。同時に、ツールは大きく変わっても考え方の大きな変化はないようにも思うのです。それぞれが、本書のSecond Step、Last Stepの考え方に通じているでしょう。First Stepは…きっと暗黙の了解だったのでしょう。

- 知識は単なるデータ量や情報自身が重要なのではなく、その中にある奥底のもの、考えてその後自分が実践できるものでなければ役に立ちません。行動に結びつく知識でなければ意味がないのです。

Key Message

知識は行動につながって初めて価値を持つ。

- これは、経営学で有名なP. F. ドラッカーの言葉です。本書の意図は、その知識を行動につなげるための読み物を提供することでした。そのために、自分の実践方法として三つのStepは今後も自分の中で変わらないだろうと信じて世に出しました。そして、数多くのエビデンスが発表され、私たちの医療は確実に変化しています。しかし、同時にとんでもないところに用意された階段を上っているのではなく、中心軸のあるらせん階段を上っているという感覚を今持っています。そして、その中心軸は1980年代から存在する考え方なのでしょう。それは、オーバーフローする「情報」ではなく、いわばこれまでの多くの先人たちから伝えられてきた「暗黙知」なのだと思います。それとは対象的に1990年代後半から2000年代前半に席巻したアップストリーム、ダウンストリームに関する知識は表面的な机上のものであったと考えられます。いわば、行動につながらない知識であったのかもしれません。

- そうであっても、この第二版では多くの情報量を記載せざるを得ませんでした。その中で、初版にあったもう一つのメッセージが薄れがちになることも懸念することになりました。それは…

Key Message

Keep It Simple !

- これは古くからよく用いられている言葉だそうです。司馬遼太郎の『坂の上の雲』は秋山兄弟（明治時代に活躍した軍人）に関する小説ですが、その中に「戦略はまず単純である必要がある」という記載があります。それと同じことなのでしょう。近年よく話題になるリスクマネジメントの中にも、同じ考え方が出てきます。多様な対象・事故に対して、それぞれに適した多様な対応ができればいいのですが、絵に描いた餅になるというのです。対象・事故と対応の関係が無限大に拡大し、結果的にリスクが高くなる、そんなことから対応は可能な限りシンプルにまとめられるべきなのです。行動につながる知識は案外昔から単純なものなのですから。

- 心房細動診療にも、同じことが当てはまると感じています。心房細動患者が多様化する、治療方法が多様化する。理想的には、各患者に最も適した治療法を数多くの治療ツールから選ぶことができればいいのですが、現実はバイアスだらけの選択になり、患者アウトカムは思わぬ方向に飛び出してしまう、そんな気がするのです。患者の多様化を医療者が少なくすることができません。できることはせいぜい、CHADS$_2$スコアのように類型化することで精一杯です。ならば、医療者側が考え方を単純化し、治療ツールを単純化しておくことが、最も効率が良く、誰にでもできるアプローチだと思います。本書の意図にはそのようなものがあることをあらためて記しておきたいと思います。

Key Message

実践につながる知識をいかに単純化するか、
それが変革する心房細動診療のテーマ。

心房細動患者の将来は Generalistの手に

- 心房細動の治療はかつては地味なものでした。当時の多くの教科書では、「心房細動」という独立した項目がないことにも象徴されています。そして、その頃、心房細動の診療の多くをGeneralistの先生が行っておられました。時代は変わり、心房細動と脳梗塞との関連性が注目され、さらに数々の大規模臨床試験の結果が報告され、ガイドラインまで数多く作成される現在、心房細動はにわかに専門家の病気に移り変わったかのように見えました。

- 私自身は不整脈の専門家として多くの心房細動患者に接し、より良い治療を行うよう努力してきたつもりです。その上でまず知ったこと、それはいつも同じスタイルで順序立てて考えることが医師・患者の両者にストレスがかからないということでした。そして、その基本は、「実践につながる知識を重視する」ということと、「単純に考える（Keep It Simple !）」ということの二つだけでした。またその立場に立つと、患者の背景因子（これは病態だけでなく、家族関係とか、地域性とか、価値観だとかをすべてを含んだものです）を知っている医師がいかに有利かということでもありました。それを知っていることが、ある意味での「暗黙知」として作用するのでしょう。その意味では、心房細動患者に対しては、循環器専門医よりGeneralistの先生方がより適した医療者である、特に長期管理が必要なのだから、というのが、今の私の偽らざる心境です。

- 加えて心房細動診療において最も重要な仕事、それは心房細動患者をいかに発生させないかということです。そしてこれは日頃からcommon diseaseの管理をされているGeneralistの先生以外にはできない仕事です。そして、私はこの本で心房細動もそのcommon diseaseの一つに加えていただきたいと願っています。

最後になりましたが、本書は私自身の短い経験をまとめたものであり、より多くの経験のある先生がお読みになれば、考え方の誤り、未熟な点、見逃されている点などあるかもしれません。容赦なくご批判いただければ幸いです。そのことが、心房細動診療をより向上させるものと信じています。また、初版よりご愛読いただいた先生には、この改訂が御希望に沿えたかどうか、甚だ自信のないところでもあります。ご容赦いただければ幸いです。

心房細動管理は3ステップで考えよう

Key Message

- 現在の心房細動診療の中心にあるもの、
それはエビデンスと患者の多様化。[p.9]

- 現在、慢性心房細動患者数は70万人以上、やがて100万人を突破する。
発作性心房細動を含めれば、現在でも100万人を突破しているだろう。[p.11]

- 心房細動罹患人口の増大は、心房細動を一般的な内科疾患に変えた！[p.11]

- 心房細動患者は、突然目の前に現れるわけではない。すでにいたのだ。[p.13]

- 体格が大きいほど心房細動罹患率は高くなる。[p.15]

- 運動習慣がないと心房細動になりやすい。[p.16]

- 「心房細動は怖い病気」、このイメージは幽霊だ。[p.17]

- 患者のために逆転の発想を！ [p.19]

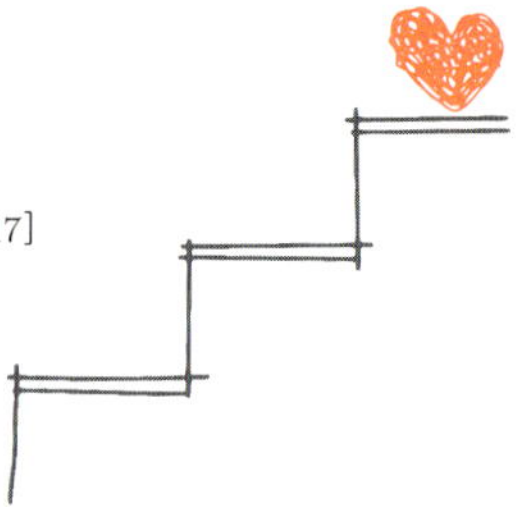

- 心房細動患者の生命予後は、
心房細動よりその背景因子に依存している。[p.20]

- 患者の全身を護った後は、脳を護ろう。[p.20]

- 患者の満足度向上、これが洞調律維持の意味。[p.21]

- First Stepの治療をいかにきめ細かに行うか、これがSecond、Last Stepの治療効果までをも左右する。やはり、重要なのはFirst Stepだ。[p.21]

First Step
患者の全体像を把握しよう

Key Message

- 心房細動発症後数ヵ月間〜1年間に特に注意する。[p.26]
- 心房細動患者は、生命予後の良い患者と生命予後の悪い患者が混在している。しかも、これは心房細動患者に最初に出会ったときにほぼ見分けることができる。[p.27]
- 重要な心房細動初診患者のふるい分け。
心電図から解き放たれた、澄んだ目で判断しよう。[p.28]
- 現代の医療では、心房細動が必ず
心不全患者の予後を悪化させるとは言えない。[p.30]
- 時代が変われば、エビデンスが進歩する。
エビデンスが進歩すれば過去の常識は覆る。[p.32]
- 心不全ではすべての心房細動が悪いわけではない。
新規発症したもの以外はおそれるな！[p.33]
- Common diseaseである心房細動発症の原因は、
common diseaseにあった！[p.36]
- 心房細動を長期的にうまくコントロールしようという気持ちがあるならば、背景因子の発見・是正にもっと心を注ぐべきだ。[p.37]
- 洞調律に維持しようとする治療方針と心房細動を受容するという治療方針の間に、患者の生命予後・心血管イベントという観点での差は認められていない。[p.39]

Key Message 集

- 洞調律を維持するという考え方は正しくても、
その実践には数々の落とし穴がある。[p.41]

- 循環器内科で、初診時から洞調律維持にこだわっていない
という実態がすでにある。[p.44]

- 患者の背景因子を内科的知識に基づいて是正すること、
これこそが確実・安全に心房細動患者の生命予後を向上させる。[p.48]

- 心房細動そのものに対する治療ツール、
抗不整脈薬とジギタリスはそれ自体が生命予後悪化作用を有する。
(もちろん、その使い方次第ですが)[p.49]

- 心房細動患者の死因は心房細動に直接関連するものとは限らない。
それどころか約3分の1は悪性腫瘍など心血管系以外の原因が占めている。
[p.55]

- 動物実験から構築された仮説は、前向き大規模臨床試験で否定されて
しまうことがある。単一施設研究やpost-hoc分析の結果でさえ、
実証できないことがある。[p.57]

- ARB投与によって心房細動患者の脳梗塞、心筋梗塞、死亡が
減少するとは言えない。[p.59]

- ARB投与によって特別に心房細動発作のコントロールが
良くなるわけではない。[p.61]

- 「アップストリーム治療」という概念は
「併存疾患の治療」という昔からの概念と同じだった！[p.62]

- 血圧コントロールが不十分なら(First Stepの治療が不十分なら)、
いくら脳梗塞予防をしても(Second Stepの治療が十分でも)、
脳梗塞は思ったほど減少してくれない(患者のアウトカムは良くならない)。
[p.70]

- 専門家に紹介すべき患者をあらかじめ頭の中に入れておくこと、
  これはどの分野でも重要。[p.72]

- 患者に何を伝えて理解してもらうか、
  これが心房細動患者の生命予後を支えている。[p.73]

- 心房細動患者との対話
  初診時に十分な時間をかけること（急がば回れ）
  患者にしゃべらせること（患者の耳を開くため）
  治療の筋道が存在することを理解してもらうこと（将来のイメージ）…が重要。
  [p.75]

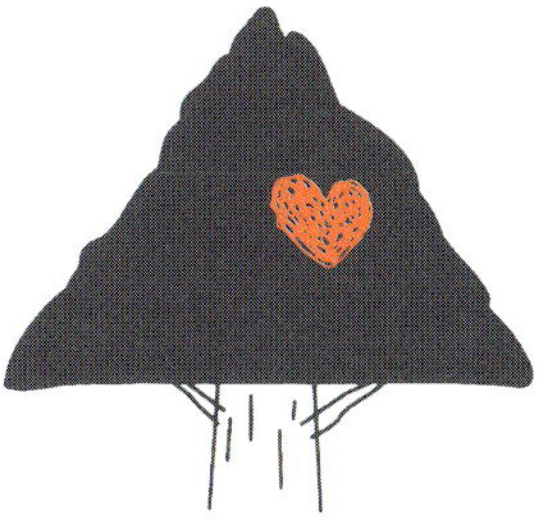

Second Step
脳梗塞を予防しよう

Key Message

- 心房細動による脳梗塞は、現在でも1年以内に約半数の患者が死亡するという、死亡率の高い疾患である。[p.80]

- 心房細動による血栓塞栓症・脳梗塞は、一次予防、つまり発症する前の予防がすべて。[p.81]

- 一見元気な心房細動患者、だからこそ、その脳を護ろう。[p.81]

- 発作性心房細動では脳梗塞が生じにくい、このイメージはもっともらしい三つの偏見からもたらされている。[p.83]

- 無症候性心房細動発作がある、
しかもその持続時間すら分からない。
この状態で、発作性心房細動だから脳梗塞予防をしなくてよいと断言できるか？ [p.86]

- 臨床データを科学的に解析すると、発作性心房細動と慢性心房細動の間に脳梗塞発症率の違いはない。[p.87]

- 現在の高齢化社会では、心房細動の脳梗塞予防は心房細動のタイプ（発作性・慢性）によらず実行しよう。[p.88]

- 脳梗塞の危険性を反映する簡便なスコア:CHADS$_2$スコア。[p.90]

- CHADS$_2$スコアの増加とともに、無治療における年間脳梗塞発症率が増加する。[p.91]

- 心房細動患者には脳梗塞予防が必要な患者と
不要な患者が存在する。[p.92]

- 心房細動による心原性脳梗塞を予防する手段として
アスピリンでごまかすという考え方は捨てる。
必要なもの、それはワルファリンによる抗凝固療法である。[p.97]

- ワルファリン療法における至適PT-INRは1.6〜2.6（目標2.0）を
妥当な数字と考えていいだろう。[p.98]

- ワルファリンは心房細動患者の脳梗塞予防だけでなく、
脳梗塞を発症した時の生命の支えにもなってくれる。[p.102]

- ワルファリンは不幸な脳梗塞を起こした後の生活の支えにもなってくれる。
[p.103]

- ワルファリンは投与の有無ではなく、投与の質が問われる時代に。[p.105]

- ワルファリン投与の質：難しいけれども治療域に向かって頑張ろう！[p.108]

- 日本人におけるワルファリンによる抗凝固療法下の頭蓋内出血発生率は、
約0.6% /年。これは抗血小板薬を複数併用した時と同じ。[p.116]

- 大出血を起こしそうな患者なら、ワルファリン導入はゆっくりと。[p.118]

- 高齢者だからアスピリンでよいという考え方は支持されない。[p.119]

- 梗塞か、出血か、それが問題だ。[p.122]

- ワルファリンの脳梗塞予防効果を最大限に大きく、頭蓋内出血を
最小限にするには、収縮期血圧は130mmHg以下を目指すべきだ。[p.126]

- ワルファリンには理想と現実のギャップがある。
それは「心」の問題かもしれない。[p.129]

Key Message 集

- 心房細動診療はエビデンスやガイドラインだけではなく、人間の持つ心理が大きく影響している。[p.131]
- ワルファリンは、医師・患者・患者家族の心理に大きく影響する。この心理的影響がその正当な普及を妨げているかもしれない。[p.134]
- 新しい抗血栓薬は「心」を変える！[p.136]
- ワルファリンは複雑な薬理作用、新規抗血栓薬はシンプルな薬理作用。[p.137]
- 私たちは今、幕末から明治維新にかけての時代に似た大きな変革の時代を生きている。[p.138]
- ワルファリンを標準とした時、ダビガトラン110mg×2/日の脳梗塞予防効果は同等で、大出血が減る。150mg×2/日では大出血を増加させずに、脳梗塞が減る。[p.139]
- 新しい抗血栓薬ダビガトランはこれまでの常識を覆した！脳梗塞予防効果、大出血頻度、頭蓋内出血頻度は必ずしもシーソーの関係ではない。[p.140]
- 新規抗血栓薬は、人間の持つ心理を変え、束縛からの解放を生む。[p.141]
- ダビガトランはTTRの概念を打ち破った。ある意味で誰でも簡単に、高いTTRのワルファリン投与効果をもたらす最新ツール。[p.143]
- 抗Xa薬であるリバロキサバンでもワルファリンとの非劣性が証明された。[p.145]
- 新規抗血栓薬が教えてくれたこと…24時間ずっと凝固活性を抑制しなくても、間欠的な抑制で心原性脳梗塞は予防できる。[p.146]
- 新しいツールが手に入れば、ものの考え方が変化する。[p.147]

- CHADS$_2$スコア1点の患者では、
ワルファリン投与のメリットとデメリットが拮抗してしまう。[p.148]

- 新しい抗血栓療法の時代では、CHADS$_2$スコア1点の患者まで
脳梗塞予防が行われる可能性が高い。[p.149]

- 頭の中にあるものではなく、フェアーな臨床試験の結果が、
新しい概念を形成し、医療を変革することがある。[p.150]

- ワルファリンのパートナーは、CHADS$_2$スコアという戦略。[p.151]

- CHADS$_2$スコア0点、1点の患者でも脳梗塞は発症する。[p.151]

- 新規抗血栓薬に適合した戦略:
新しいリスク層別化…CHA$_2$DS$_2$-VAScスコア。[p.152]

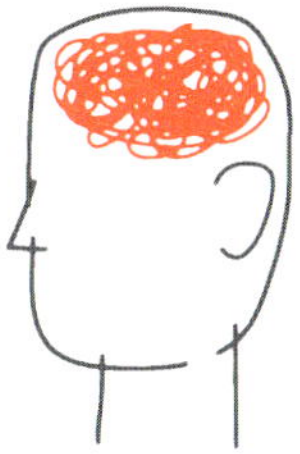

- 新しい抗血栓薬の時代
  CHA$_2$DS$_2$-VAScスコア　0点：抗血栓薬不要
  CHA$_2$DS$_2$-VAScスコア　1点：灰色ゾーン
  CHA$_2$DS$_2$-VAScスコア　2点以上：ワルファリンもしくは
  新規抗血栓薬による抗凝固療法　[p.153]

- 新しい抗血栓薬の出現と時代の要請で、抗血栓療法の適応となる閾値が
低下した！ それは年間予測発症率 — 2%。[p.155]

- 拡大する抗血栓療法の適応…その歯止めとして登場したHAS-BLEDスコア。
[p.155]

- HAS-BLEDスコアが3点以上では大出血発生率が高くなる！[p.156]

- 「戦略」は、その後の行動指針を決定するものでなければ有効とは言いにくい。
[p.157]

Last Step
症状を取り除こう

Key Message

- 洞調律維持と心拍数調節との間で、心不全発症率は変わらない。[p.161]
- 洞調律維持、心拍数調節を用いて患者の満足度を向上させよう。[p.162]
- 意識しよう！ 重要なのは「心電図」ではない、「患者」そのものだ。[p.162]
- 洞調律維持、心拍数調節のいずれを選択するか。
  どちらもしない? あるいはどちらも行う？
  これは患者の症状、QOLの観点から考える。[p.163]
- 心房細動自体の治療方針は、患者の嗜好で決めてよい。[p.164]
- 洞調律維持か、心拍数調節か、
  患者の嗜好と自らの診療経験を重要視しよう！[p.164]
- カナダの実態調査では…心房細動そのものに対して、洞調律維持治療25%、心拍数調節治療50%、どちらも行わない25%。[p.166]
- グローバルの実態調査で、
  洞調律維持治療と心拍数調節治療はバランス良く選択されている。[p.168]
- 実際の登録研究を見れば、洞調律維持か心拍数調節か、どちらかを選ばなければならないという考え方自体が虚像だと分かる。[p.168]
- 初発の発作性心房細動患者の約50%は再発しない。
  （今回は、たまたま何かのきっかけでなっただけ）[p.171]

- 発作性心房細動の初発でも、治療のStepは変えない。
症状が強い場合でも、Second Stepまで行い、
心拍数調節治療（＋精神安定薬）でとりあえず対処する。[p.172]

- 初発の無症候性慢性心房細動の治療方針は難しい。[p.173]

- 初発の慢性心房細動、若年者では電気的除細動を行う価値が
あるかもしれない。逆に言えば…高齢者では心拍数調節治療で
十分ではないか。[p.175]

- 心房細動のコントロール把握に、患者の症状を過信してはいけない。[p.177]

- QOLは、患者の症状だけで画一的に決定されない。
多くの因子と各患者で異なる重みづけがある。[p.178]

- 年齢は重要。若年者では、積極的に洞調律維持を目指すことにトライして
よいだろう。（これは必ずしも強いることではありませんが）[p.179]

- 「少なくとも悪さをするな（Do No Harm）」が
抗不整脈薬使用のかなめ。[p.186]

- 副作用を熟知した抗不整脈薬を用いるようにしよう。[p.186]

- 副作用を熟知した抗不整脈薬を二つ持っておこう。[p.187]

- おばあちゃんからの教え…これがpill-in-the-pocket療法。[p.192]

- 抗不整脈薬頓服は…放置しておくと自然停止する心房細動発作の
停止を早めるだけ。それ以上のことを望まないように。[p.195]

- 心拍数調節治療は基本的な治療、そしてどちらかといえば安心な治療。[p.196]

- 患者の嗜好、目標心拍数達成率という観点からは、
心拍数調節治療薬としてβ遮断薬に分がありそうだ。[p.198]

Key Message 集

- 慢性心房細動患者の心拍数はそれほど厳格に考えなくてよい。[p.200]
- 慢性心房細動の心拍数コントロールを厳格に行う…
これは「絵に描いた餅」に近い概念。[p.202]
- 慢性心房細動の心拍数コントロールは
90拍/分以下が無難な線ではないだろうか？[p.203]
- 心不全の心房細動管理は「急がば回れ」。心不全の管理にまず専念すべし。
[p.206]
- たとえ同時進行であったとしても、
治療のステップに応じた重要度の認識は変えない！[p.206]
- 心不全合併患者の心房細動コントロールは
まず心拍数調節治療から始める。[p.207]
- 慢性期の心不全合併心房細動の治療方針はこれまでと同じ、
オーソドックスな方法で進める。ただし、急性期は？？[p.207]
- オーソドックスに進めても手詰まり感のある急性期の場合、今まで
大事に取っておいた虎の子（洞調律維持治療）を持ち出そう！[p.208]
- 心不全既往のある患者に、I群薬は投与するな！[p.209]
- 心不全患者での薬物使用は、
自然死亡率と致死的副作用発現率のバランスで決まる。[p.209]
- 心不全例でのバランスを考えれば、
投与できる抗不整脈薬はアミオダロンのみ。[p.211]
- 急性期では、アミオダロンが心拍数調節治療薬として
その効果を発揮する。[p.212]

- 心不全合併心房細動の急性期、手詰まり感が生じた時はアミオダロン。
  手詰まり感をなくしてオプションを広げる。
  洞調律維持か心拍数調節かは後から考える！ [p.213]

- アミオダロンは漫然と投与する薬ではない。[p.214]

- 高齢者での薬物投与は少量からゆっくり開始しよう。
  満足度向上を焦る必要はない。[p.218]

- 長期的に見れば、抗不整脈薬はやがて効かなくなる。[p.220]

- HATCHスコアで発作性心房細動の慢性化が予測できる。[p.221]

- 抗不整脈薬の効用…ソフトランディングのために、
  あるいは次のステップへのモラトリアムのために。[p.224]

- 心房細動に対するカテーテルアブレーションの状況は、
  冠動脈疾患におけるインターベンションの状況とよく似ている。[p.237]

- 洞調律維持・心拍数調節の方法…策に溺れないようにしよう！ [p.241]

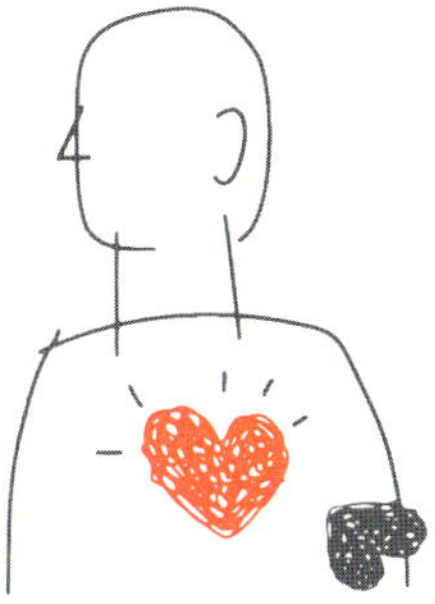

心房細動患者の将来はGeneralistの手に

Key Message

- 「万物は流転する」という情報自体は変化しない！［p.262］
- 知識は行動につながって初めて価値を持つ。［p.263］
- Keep It Simple！［p.264］
- 実践につながる知識をいかに単純化するか、
それが変革する心房細動診療のテーマ。［p.265］

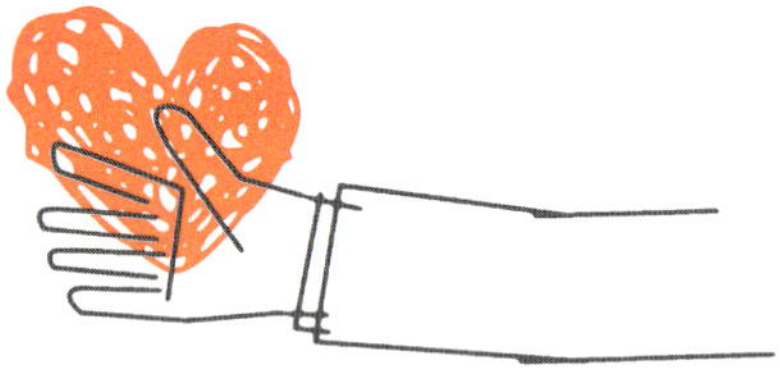

索引

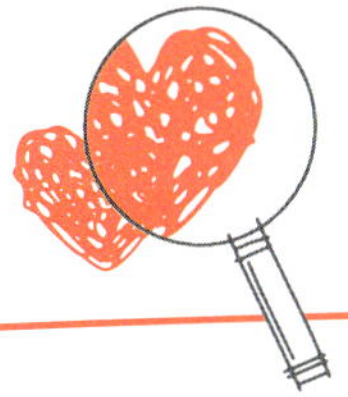

あ

か

さ

た

な

は

ま

や

ら

わ

U・V

数字

図表

心房細動患者の背景因子を知る

心房細動の生命予後を知る

心房細動の予後を知る：with 心不全

洞調律維持治療 vs. 心拍数調節

アップストリーム治療

心房細動による脳梗塞

心原性脳梗塞に対するワルファリン療法

抗血栓療法中の出血の問題

ワルファリン治療の質—理想と現実

新規抗血栓薬の世界

抗不整脈薬の適応を考える

心拍数調節治療の実際

心房細動治療の意義とは？

カテーテルアブレーションの効果と限界

ガイドラインいろいろ

文献

1) Ohsawa M, et al. Rapid increase in estimated number of persons with atrial fibrillation in Japan: an analysis from national surveys on cardiovascular diseases in 1980, 1990 and 2000. J Epidemiol 2005; 15(5): 194-196.

2) JCS Joint Working Group. Guidelines for Pharmacotherapy of Atrial Fibrillation (JCS 2008). Circ J 2008; 72 (Suppl. IV), S1581-1638.

3) The Task Force for the Management of Atrial Fibrillation of the European Society of Cardiology (ESC). Guidelines for the management of atrial Fibrillation. European Heart Journal doi: 10.1093/eurheartj/ehq278 (ESC website www.escardio.org/guidelines)

4) Suzuki S, et al. Body size and atrial fibrillation in Japanese outpatients. Circ J 2010; 74(1): 66-70.

5) Mozaffarian D, et al. Physical activity and incidence of atrial fibrillation in older adults: the cardiovascular health study. Circulation 2008; 118(8): 800-807.

6) Watanabe H, et al. Metabolic syndrome and risk of development of atrial fibrillation: the Niigata preventive medicine study. Circulation 2008; 117(10): 1255-1260.

7) Benjamin EJ, et al. Impact of atrial fibrillation on the risk of death: The Framingham Heart Study. Circulation 1998; 98(10): 946-952.

8) Miyasaka Y,et al.Mortality trends in patients diagnosed with first atrial fibrillation: a 21-year community-based study. J Am Coll Cardiol 2007; 49(9): 986-992.

9) Dries DL, et al. Atrial fibrillation is associated with an increased risk for mortality and heart failure progression in patients with asymptomatic and symptomatic left ventricular systolic dysfunction: a retrospective analysis of the SOLVD trials. Studies of Left Ventricular Dysfunction. J Am Coll Cardiol 1998; 32(3): 695-703.

10) Hamaguchi S, et al.Effects of atrial fibrillation on long-term outcomes in patients hospitalized for heart failure in Japan: a report from the Japanese Cardiac Registry of Heart Failure in Cardiology (JCARE-CARD). Circ J 2009; 73(11):2084-2090.

11) Stevenson WG, et al. Improving survival for patients with atrial fibrillation and advanced heart failure. J Am Coll Cardiol 1996; 28(6): 1458-1463.

12) Mamas MA, et al. A meta-analysis of the prognostic significance of atrial fibrillation in chronic heart failure. Eur J Heart Fail 2009 ;11(7): 676-683.

13) Wang TJ, et al. Temporal relations of atrial fibrillation and congestive heart failure and their joint influence on mortality: the Framingham Heart Study. Circulation 2003; 107(23): 2920-2925.

14) Rivero-Ayerza M, et al. New-onset atrial fibrillation is an independent predictor of in-hospital mortality in hospitalized heart failure patients: results of the EuroHeart Failure Survey. Eur Heart J 2008; 29(13): 1618-1624.

15) Benjamin EJ, et al. Independent risk factors for atrial fibrillation in a population-based cohort. The Framingham Heart Study. JAMA 1994; 271(11): 840-844.

16) Nieuwlaat R, et al. Atrial fibrillation management: a prospective survey in ESC member countries: the Euro Heart Survey on Atrial Fibrillation. Eur Heart J 2005; 26(22): 2422-2434.

17) Le Heuzey JY, et al. The RecordAF study: design, baseline data, and profile of patients according to chosen treatment strategy for atrial fibrillation. Am J Cardiol 2010; 105(5): 687-693.

18) Conen D, et al. Influence of systolic and diastolic blood pressure on the risk of incident atrial fibrillation in women. Circulation 2009; 119(16): 2146-2152.

19) de Denus S, et al. Rate vs rhythm control in patients with atrial fibrillation: A meta-analysis. Arch Intern Med 2005; 165(3):258-262.

20) The AFFIRM Investigators. A comparison of rate control and rhythm control in patients with atrial fibrillation. N Engl J Med 2002; 347(23):1825-1833.

21) Ogawa S, et al ; J-RHYTHM Investigators. Optimal treatment strategy for patients with paroxysmal atrial fibrillation: J-RHYTHM Study. Circ J 2009; 73(2):242-248.

22) Roy D, et al. Rhythm control versus rate control for atrial fibrillation and heart failure. N Engl J Med 2008; 358(25): 2667-2677.

23) Talajic M, et al. Maintenance of sinus rhythm and survival in patients with heart failure and atrial fibrillation. J Am Coll Cardiol 2010; 55(17): 1796-1802.

24) Suzuki S, et al. Treatment strategy and clinical outcome in Japanese patients with atrial fibrillation. Heart Vessels 2009; 24(4): 287-293.

25) Carlsson J, et al. Randomized trial of rate-control versus rhythm-control in persistent atrial fibrillation: the Strategies of Treatment of Atrial Fibrillation (STAF) study. J Am Coll Cardiol 2003; 41(10):1690-1696.

26) AFFIRM First Antiarrhythmic Drug Substudy Investigators. Maintenance of sinus rhythm in patients with atrial fibrillation: an AFFIRM substudy of the first antiarrhythmic drug. J Am Coll Cardiol 2003; 42(1):20-29.

27) Rienstra M, et al. Mending the rhythm does not improve prognosis in patients with persistent atrial fibrillation: a subanalysis of the RACE study. Eur Heart J 2006; 27(3):357-364.

28) The AFFIRM Investigators. Relationships between sinus rhythm, treatment, and survival in the Atrial Fibrillation Follow-Up Investigation of Rhythm Management (AFFIRM) study. Circulation 2004; 109(12):1509-1513.

29) Hagens VE, et al. Determinants of sudden cardiac death in patients with persistent atrial fibrillation in the Rate Control versus Electrical cardioversion (RACE) study. Am J Cardiol 2006; 98(7): 929-932.

30) Nieuwlaat R, et al. Prognosis, disease progression, and treatment of atrial fibrillation patients during 1 year: follow-up of the Euro Heart Survey on atrial fibrillation. Eur Heart J 2008; 29(9): 1181-1189.

31) Steinberg JS, et al. Analysis of cause-specific mortality in the Atrial Fibrillation Follow-up Investigation of Rhythm Management (AFFIRM) study. Circulation 2004; 109(16): 1973-1980.

32) Wattigney WA, et al. Increased atrial fibrillation mortality: United States, 1980-1998. Am J Epidemiol 2002; 155(9): 819-826.

33) Members of the Sicilian Gambit.New approaches to antiarrhythmic therapy, Part I: emerging therapeutic applications of the cell biology of cardiac arrhythmias. Circulation 2001; 104(23): 2865-2873.

34) Healey JS, et al. Prevention of atrial fibrillation with angiotensin-converting enzyme inhibitors and angiotensin receptor blockers: a meta-analysis. J Am Coll Cardiol 2005; 45(11): 1832-1839.

35) Yusuf S, on behalf of the ACTIVE Investigators. Preliminary Results of the ACTIVE I trial. Hot Line III (Sep 1).European Society of Cardiology 2009 congress, Barcelona（学会報告）.

36) Disertori M, et al. for the GISSI-AF investigators. Valsartan for Prevention of Recurrent Atrial Fibrillation. N Engl J Med 2009; 360(16): 1606-1617.

37) Yamashita T, et al; on behalf of the J-RHYTHM II Investigators. Randomized trial of angiotensin II-receptor blocker vs. dihydropiridine calcium channel blocker in the treatment of paroxysmal atrial fibrillation with hypertension (J-RHYTHM II Study). Europace 2010 Dec 10. [Epub ahead of print]

38) Goette A, on behalf of the ANTIPAF Investigators. Preliminary Results of the ANTIPAF trial. European Society of Cardiology 2010 congress, Hot Line III (Aug 31), Stockholm（学会報告）.

39) Patti G, et al. Randomized trial of atorvastatin for reduction of postoperative atrial fibrillation in patients undergoing cardiac surgery: results of the ARMYDA-3 (Atorvastatin for Reduction of MYocardial Dysrhythmia After cardiac surgery) study. Circulation 2006; 114(14): 1455-1461.

40) Negi S, Statin Therapy for the Prevention of Atrial Fibrillation Trial (SToP AF trial). J Cardiovasc Electrophysiol 2010 Oct 13. doi:10.1111/j.1540-8167.2010.01925.x. [Epub ahead of print]

41) Savelieva I, et al. Primary and secondary prevention of atrial fibrillation with statins and polyunsaturated fatty acids: review of evidence and clinical relevance. Naunyn-Schmied Arch Pharmacol 2010；381: 207–219.

42) Gregory YH, et al. on behalf of the SPORTIF Investigators. Effect of hypertension on anticoagulated patients with atrial fibrillation. Eur Heart J 2007; 28(6): 752-759.

43) Kubo M, et al. Decreasing incidence of lacunar vs other types of cerebral infarction in a Japanese population. Neurology 2006; 66(10): 1539-1544.

44) 目時典文 他 . 心原性脳塞栓症の頻度と機能予後 . 最新医学 2009; 64: 1664-1669.

45) Inoue H, et al. Attitudes of Japanese cardiologists toward anticoagulation for nonvalvular atrial fibrillation and reasons for its underuse. Circ J 2004; 68(5): 417-421.

46) Capucci A, et al. on behalf of the Italian AT500 Registry Investigators. Monitored atrial fibrillation duration predicts arterial embolic events in patients suffering from bradycardia and atrial fibrillation implanted with antitachycardia pacemakers. J Am Coll Cardiol 2005; 46(10): 1913-1920.

47) Israel CW, et al. Long-term risk of recurrent atrial fibrillation as documented by an implantable monitoring device: Implications for optimal patient care. J Am Coll Cardiol 2004; 43(1): 47-52.

48) Yamashita T, et al. Circadian variation of paroxysmal atrial fibrillation. Circulation 1997; 96(5): 1537-1541.

49) Hohnloser SH, et al. for the ACTIVE W Investigators. Incidence of stroke in paroxysmal versus sustained atrial fibrillation in patients taking oral anticoagulation or combined antiplatelet therapy: An ACTIVE W substudy. J Am Coll Cardiol 2007; 50(22): 2156-2161.

50) Gage BF, et al. Validation of clinical classification schemes for predicting stroke: Results from the National Registry of Atrial Fibrillation. JAMA 2001; 285(22): 2864-2870.

51) Gage BF, et al. Selecting patients with atrial fibrillation for anticoagulation: Stroke risk stratification in patients taking aspirin. Circulation 2004; 110(16): 2287-2292.

52) Go AS, et al. Anticoagulation therapy for stroke prevention in atrial fibrillation: How well do randomized trials translate into clinical practice? JAMA 2003; 290(20): 2685-2692.

53) Zimetbaum PJ, et al. Are atrial fibrillation patients receiving warfarin in accordance with stroke risk? Am J Med 2010; 123(5): 446-453.

54) 福田 準 他 . 脳卒中データバンク 2009, 第 2 部 脳卒中診療のエビデンス . ［2］急性期脳梗塞の実態 .4 心房細動の年代別・性別頻度および発症前抗血栓薬服用頻度 . 小林祥泰 編 , 中山書店 , 2009 年 , p.64-65.

55) Sato H, et al. behalf of the Japan Atrial Fibrillation Stroke Trial (JAST) group. Low-dose aspirin for prevention of stroke in low-risk patients with atrial fibrillation: Japan. Atrial Fibrillation Stroke Trial. Stroke 2006; 37(2): 447-451.

56) ACTIVE Writing Group of the ACTIVE Investigators. Clopidogrel plus aspirin versus oral anticoagulation for atrial fibrillation in the Atrial fibrillation Clopidogrel Trial with Irbesartan for prevention of Vascular Events (ACTIVE W): a randomised controlled trial. Lancet 2006; 367(9526): 1903-1912.

57) Connolly SJ, et al.: ACTIVE Investigators. Effect of clopidogrel added to aspirin in patients with atrial fibrillation. N Engl J Med 2009; 360(20): 2066-2078.

58) Hart RG, et al. Prevention of stroke in patients with nonvalvular atrial fibrillation. Neurology 1998; 51(3): 674-681.

59) ACC/AHA/ESC 2006 Guidelines for the Management of Patients With Atrial Fibrillation A Report of the American College of Cardiology/American Heart Association Task Force on Practice Guidelines and the European Society of Cardiology Committee for Practice Guidelines (Writing Committee to Revise the 2001 Guidelines for the Management of Patients With Atrial Fibrillation)：Developed in Collaboration With the European Heart Rhythm Association and the Heart Rhythm Society. Circulation 2006; 114:e257-e354.

60) Yasaka M, et al. Optimal intensity of international normalized ratio in warfarin therapy for secondary prevention of stroke in patients with non-valvular atrial fibrillation. Intern Med 2001; 40(12): 1183-1188.

61) Shen AY, et al. Racial/ethnic differences in the risk of intracranial hemorrhage among patients with atrial fibrillation. J Am Coll Cardiol 2007; 50(4): 309-315.

62) Atarashi H, et al.; J-RHYTHM Registry Investigators. Investigation of optimal anticoagulation strategy for stroke prevention in Japanese patients with atrial fibrillation-the J-RHYTHM Registry study design. J Cardiol 2011; 57(1): 95-99.

63) Hart RG, et al.Cardioembolic vs. noncardioembolic strokes in atrial fibrillation: frequency and effect of antithrombotic agents in the stroke prevention in atrial fibrillation studies. Cerebrovasc Dis 2000; 10(1): 39-43.

64) Hylek EM, et al. Effect of intensity of oral anticoagulation on stroke severity and mortality in atrial fibrillation. N Engl J Med 2003; 349(11): 1019-1026.

65) Schwammenthal Y, et al. Relation of effective anticoagulation in patients with atrial fibrillation to stroke severity and survival (from the National Acute Stroke Israeli Survey [NASIS]). Am J Cardiol 2010; 105(3): 411-416.

66) Hurlen M, et al. Warfarin, aspirin, or both after myocardial infarction. N Engl J Med 2002; 347(13): 969-974.

67) van Walraven C, et al. Oral anticoagulants vs aspirin in nonvalvular atrial fibrillation: an individual patient meta-analysis. JAMA 2002; 288(19): 2441-2448.

68) Rosendaal FR, et al. A method to determine the optimal intensity of oral anticoagulant therapy. Thromb Haemost 1993; 69(3): 236-239.

69) Morgan CL, et al. Warfarin treatment in patients with atrial fibrillation: observing outcomes associated with varying levels of INR control. Thromb Res 2009;124(1):37-41.

70) Connolly SJ, et al. Benefit of oral anticoagulant over antiplatelet therapy in atrial fibrillation depends on the quality of international normalized ratio control achieved by centers and countries as measured by time in therapeutic range. Circulation 2008; 118(20): 2029-2037.

71) Wallentin L, et al. Efficacy and safety of dabigatran compared with warfarin at different levels of international normalised ratio control for stroke prevention in atrial fibrillation: an analysis of the RE-LY trial. Lancet 2010; 376(9745): 975-983.

72) Matchar DB, et al.; THINRS Executive Committee and Site Investigators. Effect of home testing of international normalized ratio on clinical events. N Engl J Med 2010; 363(17): 1608-1620.

73) Suzuki S, et al. Incidence of major bleeding complication of warfarin therapy in japanese patients with atrial fibrillation. Circ J 2007; 71(5): 761-765.

74) Toyoda K, et al. Dual antithrombotic therapy increases severe bleeding events in patients with stroke and cardiovascular disease: a prospective, multicenter, observational study. Stroke 2008; 39(6): 1740-1745.

75) DiMarco JP, et al. The AFFIRM Investigators. Factors affecting bleeding risk during anticoagulant therapy in patients with atrial fibrillation: Observations from the Atrial Fibrillation Follow-up Investigation of Rhythm Management (AFFIRM) Study. Am Heart J 2005; 149(4): 650-656.

76) Hylek EM, et al. Major hemorrhage and tolerability of warfarin in the first year of therapy among elderly patients with atrial fibrillation. Circulation 2007; 115(21): 2689-2696.

77) Mant J, et al.; BAFTA investigators; Midland Research Practices Network (MidReC). Warfarin versus aspirin for stroke prevention in an elderly community population with atrial fibrillation (the Birmingham Atrial Fibrillation Treatment of the Aged Study, BAFTA): A randomised controlled trial. Lancet 2007; 370(9586): 493-503.

78) Wahl MJ, Myths of dental surgery in patients: Receiving anticoagulant therapy. J Am Dent Assoc 2000; 131(1): 77-81.

79) Dunn AS, Turpie AG. Perioperative management of patients receiving oral anticoagulants: a systematic review. Arch Intern Med 2003;163(8):901-908.

80) Jeske AH, Suchko GD. Lack of a scientific basis for routine discontinuation of oral anticoagulation therapy before dental treatment. J Am Dent Assoc 2003; 134 (11): 1492-1497.

81) 科学的根拠に基づく抗血栓療法患者の抜歯に関するガイドライン　2010年版,日本有病者歯科医療学会/編　日本口腔外科学会/編　日本老年歯科医学会/編, 学術社,2010年.

82) Wyse DG. Anticoagulation in atrial fibrillation: A contemporary viewpoint. Heart Rhythm 2007; 4（3 suppl.1）: S34-S39.

83) Toyoda K, et al. Blood pressure levels and bleeding events during antithrombotic therapy: the Bleeding with Antithrombotic Therapy (BAT) Study. Stroke 2010; 41(7): 1440-1444.

84) Ogilvie IM, et al. Underuse of oral anticoagulants in atrial fibrillation: a systematic review. Am J Med 2010; 123(7): 638-645.

85) Choudhry NK, et al. Impact of adverse events on prescribing warfarin in patients with atrial fibrillation: matched pair analysis. BMJ 2006; 332(7534):141-145.

86) 山下武志　他.心房細動患者およびその家族に対するワルファリン服用に関する意識調査. Pharma Medica 2009；27(10) : 93-100.

87) Umer Usman MH, et al. Advancement in antithrombotics for stroke prevention in atrial fibrillation. J Interv Card Electrophysiol 2008; 22(2):129-137.

88) Connolly SJ, et al. Dabigatran versus warfarin in patients with atrial fibrillation. N Engl J Med 2009; 361(12): 1139-1151.

89) Mahaffey KW, ROCKET-AF–the pivotal trial for the factor Xa inhibitor rivaroxaban for stroke prevention in AF. Late-Braking Clinical Trials session II（Nov 15）, American Heart Association Scientific Sessions 2010, Chicago-IL（学会報告）.

90) Chan KE, et al. Warfarin use associates with increased risk for stroke in hemodialysis patients with atrial fibrillation. J Am Soc Nephrol 2009; 20(10): 2223-2233.

91) Singer DE, et al. The net clinical benefit of warfarin anticoagulation in atrial fibrillation. Ann Intern Med 2009; 151(5): 297-305.

92) Lip GY, et al. Refining clinical risk stratification for predicting stroke and thromboembolism in atrial fibrillation using a novel risk factor-based approach: the euro heart survey on atrial fibrillation. Chest 2010; 137(2): 263-272.

93) Lip GY, et al. Identifying patients at high risk for stroke despite anticoagulation: a comparison of contemporary stroke risk stratification schemes in an anticoagulated atrial fibrillation cohort. Stroke 2010; 41(12): 2731-2738.

94) Pisters R, et al. A novel user-friendly score (HAS-BLED) to assess 1-year risk of major bleeding in patients with atrial fibrillation: the Euro Heart Survey. Chest 2010; 138(5): 1093-1100.

95) van Gelder IC, et al. A comparison of rate control and rhythm control in patients with recurrent persistent atrial fibrillation. N Engl J Med 2002; 347(23): 1834-1840.

96) Fukuda T, et al. Development of congestive heart failure in Japanese patients with atrial fibrillation. Circ J 2007; 71(3): 308-312.

97) Andrade JG, et al. Antiarrhythmic use from 1991 to 2007: insights from the Canadian Registry of Atrial Fibrillation (CARAF I and II). Heart Rhythm 2010; 7(9): 1171-1177.

98) Reiffel JA, et al.; AFFECTS Scientific Advisory Committee and Investigators. Practice patterns among United States cardiologists for managing adults with atrial fibrillation (from the AFFECTS Registry). Am J Cardiol 2010; 105(8): 1122-1129.

99) Humphries KH, et al. New-onset atrial fibrillation: Sex differences in presentation, treatment, and outcome. Circulation 2001; 103(19): 2365-2370.

100) Van Gelder IC, et al. Chronic atrial fibrillation. Success of serial cardioversion therapy and safety of oral anticoagulation. Arch Intern Med 1996; 156(22): 2585-2592.

101) Reynolds MR, et al. Influence of age, sex, and atrial fibrillation recurrence on quality of life outcomes in a population of patients with new-onset atrial fibrillation: The Fibrillation Registry Assessing Costs, Therapies, Adverse events and Lifestyle (FRACTAL) study. Am Heart J 2006; 152(6): 1097-1103.

102) Yamashita T. A Randomized Study of Angiotensin II Type 1 Receptor Blocker vs. Dihydropiridine Ca Antagonist for Treatment of Paroxysmal Atrial Fibrillation in Patients with Hypertension. Late-Breaking Clinical Trials (May 14), Heart Rhythm Society Convention 2010, Denver-CO（学会報告）.

103) Snow V, et al.; AAFP Panel on Atrial Fibrillation; ACP Panel on Atrial Fibrillation. Management of newly detected atrial fibrillation: a clinical practice guideline from the American Academy of Family Physicians and the American College of Physicians. Ann Intern Med 2003; 139(12): 1009-1017.

104) Fuster V, et al. ACC/AHA/ESC 2006 guidelines for the management of patients with atrial fibrillation-executive summary: a report of the American College of Cardiology/American Heart Association Task Force on Practice Guidelines and the European Society of Cardiology Committee for Practice Guidelines (Writing Committee to Revise the 2001 Guidelines for the Management of Patients with Atrial Fibrillation). Eur Heart J 2006; 27(16):1979-2030.

105) Wann LS, et al. 2011 ACCF/AHA/HRS focused update on the management of patients with atrial fibrillation (updating the 2006 guideline): a report of the American College of Cardiology Foundation/American Heart Association Task Force on Practice Guidelines. Circulation. 2011; 123(1):104-123.

106) Shekelle PG, et al. Validity of the Agency for Healthcare Research and Quality clinical practice guidelines: how quickly do guidelines become outdated? JAMA 2001; 286(12): 1461-1467.

107) Yamashita T, et al.; J-BAF Investigators. Dose-response effects of bepridil in patients with persistent atrial fibrillation monitored with transtelephonic electrocardiograms: a multicenter, randomized, placebo-controlled,double-blind study (J-BAF Study). Circ J 2009; 73(6):1020-1027.

108) Aizawa Y, et al.: J-RHYTHM Investigators. Comparison of antiarrhythmics used in patients with paroxysmal atrial fibrillation: subanalysis of J-RHYTHM Study. Circ J 2010; 74(1): 71-76.

109) Atarashi H, et al. Conversion of recent-onset Atrial Fibrillatio n by a single oral dose of Pilsicainide (Pilsicainide Suppressi on Trial on atrial fibrillation). Am J Cardiol 1996; 78 (6): 694-697.

110) Capucci A, et al. Effectiveness of loading oral flecainide for converting recent-onset atrial fibrillation to sinus rhythm in patients without organic heart disease or with only systemic hypertension. Am J Cardiol 1992; 70 (1): 69-72.

111) Capucci A, et al. Conversion of recent-onset atrial fibrillation by a single oral loading dose of propafenone or flecainide. Am J Cardiol 1994; 74 (5): 503–505.

112) Alboni P, et al. Outpatient treatment of recent-onset atrial fibrillation with the "pill-in-the-pocket" approach. N Engl J Med 2004; 351 (23): 2384-2391.

113) Azpitarte J, et al. Value of single oral loading dose of propafenone in converting recent-onset atrial fibrillation. Results of a randomized, double-blind, controlled study. Eur Heart J 1997; 18(10): 1649-1654.

114) Olshansky B, et al. The Atrial Fibrillation Follow-up Investigation of Rhythm Management (AFFIRM) study: approaches to control rate in atrial fibrillation. J Am Coll Cardiol 2004; 43(7): 1201-1208.

115) Van Gelder IC, et al. Lenient versus strict rate control in patients with atrial fibrillation. N Engl J Med 2010; 362(15): 1363-1373.

116) Rawles JM. What is meant by a "controlled" ventricular rate in atrial fibrillation? Br Heart J 1990; 63(3): 157-161.

117) Flaker GC, et al.: on behalf of The Stroke Prevention in Atrial Fibrillation Investigators. Antiarrhythmic Drug Therapy and Cardiac Mortality in Atrial Fibrillation. J Am Coll Cardiol 1992; 20(3): 527-532.

118) 山下武志 . 不整脈にアミオダロンをどう使うか－新たなエビデンスを加えて－［新版］, Chapter8　心不全を伴う心房細動診療におけるアミオダロンの位置づけ . 日本心電学会学術諮問委員会 編 , ライフメディコム , 2010 年 , p.123-133.

119) Hunt SA, et al. 2009 focused update incorporated into the ACC/AHA 2005 Guidelines for the Diagnosis and Management of Heart Failure in Adults: a report of the American College of Cardiology Foundation/American Heart Association Task Force on Practice Guidelines: developed in collaboration with the International Society for Heart and Lung Transplantation. Circulation 2009; 119(14):e391-479.

120) Clemo HF, et al. Intravenous amiodarone for acute heart rate control in the critically ill patient with atrial tachyarrhythmias. Am J Cardiol 1998; 81(5): 594-598.

121) Wyse DG, et al.; AFFIRM Investigators.Alternative endpoints for mortality in studies of patients with atrial fibrillation: the AFFIRM study experience. Heart Rhythm 2004; 1(5): 531-537.

122) Kato T, et al. Progressive nature of paroxysmal atrial fibrillation: Observations from a 14-year follow-up study. Circ J 2004; 68(6): 568-572.

123) de Vos CB, et al. Progression from paroxysmal to persistent atrial fibrillation clinical correlates and prognosis. J Am Coll Cardiol 2010; 55(8): 725-731.

124) European Heart Rhythm Association (EHRA); European Cardiac Arrhythmia Scoiety (ECAS); American College of Cardiology (ACC); American Heart Association (AHA); Society of Thoracic Surgeons (STS), Calkins H, et al. HRS/EHRA/ECAS expert Consensus Statement on catheter and surgical ablation of atrial fibrillation: recommendations for personnel, policy, procedures and follow-up. A report of the Heart Rhythm Society (HRS) Task Force on catheter and surgical ablation of atrial fibrillation. Heart Rhythm 2007; 4(6): 816-861.

125) Jaïs P, et al. Catheter ablation versus antiarrhythmic drugs for atrial fibrillation: the A4 study. Circulation 2008; 118(24): 2498-2505.

126) Pappone C, et al. Atrial fibrillation progression and management: a 5-year prospective follow-up study. Heart Rhythm 2008; 5(11): 1501-1507.

127) Wokhlu A, et al. Long-term quality of life after ablation of atrial fibrillation the impact of recurrence, symptom relief, and placebo effect. J Am Coll Cardiol 2010; 55(21): 2308-2316.

128) Weerasooriya R, et al. Catheter ablation for atrial fibrillation: are results maintained at 5 years of follow-up? J Am Coll Cardiol 2011; 57(2): 160-166.

129) Shah AN, et al. Long-term outcome following successful pulmonary vein isolation: pattern and prediction of very late recurrence. J Cardiovasc Electrophysiol 2008; 19(7): 661-667.

130) Catheter Ablation Versus Anti-arrhythmic Drug Therapy for Atrial Fibrillation Trial (CABANA). Clinical Trials. gov Identifier: NCT00911508

著者略歴

山下武志（やました たけし）

1986年　東京大学 医学部卒業
1994年　大阪大学 医学部第二薬理学講座
1998年　東京大学 医学部循環器内科助手
2000年　財団法人 心臓血管研究所第三研究部長
2006年　同 研究本部長·常務理事（現職）

- 日本内科学会内科認定医、日本循環器学会認定専門医
日本心電学会（理事）、日本不整脈学会（理事）
- 日本心電学会 木村栄一賞、
日本循環器学会 Young Investigator's Awards、
世界心電学会Young Investigator's Awards受賞
- 『心筋細胞の電気生理学』
『ECGケースファイル－心臓病の診療センスを身につける（共著）』
『心が動けば医療も動く!?』／メディカルサイエンスインターナショナル
「ナース·研修医のための心電図が好きになる!』／南江堂
『不整脈で困ったら』『3秒で心電図を読む本』／
メディカルサイエンス社 等、著書多数。

カバーデザイン·イラスト／島田デザイン室　　ブックデザイン／阿彦実奈

謹 告

本書に記載した診断・治療法は、出版時点において一般的に行われている方法であり、かつ、薬剤の用法・用量については出版時点の最新の添付文書を参考に記載しています。本書に示された患者への情報提供に関する記載を含め、その治療法を個々の患者に適用する責任は各医師の上にあり、結果、不都合が生じた場合にも、著者ならびに出版社はその責を負いかねますのでご了承ください。

Revolution
心房細動に出会ったら

2011年3月25日 第1版1刷発行

●著　者　　山下武志
●発行人　　西澤行人
●発行所　　株式会社メディカルサイエンス社
〒150-0002 東京都渋谷区渋谷1-3-9 東海堂渋谷ビル7階
Tel.03-6427-4501／Fax.03-6427-4577
http://medcs.jp/
●印刷・製本　日経印刷株式会社

Medical Science Publishing Co., Ltd. Printed in Japan
ISBN 978-4-903843-12-4 C3047